JN127095

研修医サバイバルブック

【編著】

久村正樹
岡山市立市民病院救急科 部長

堀井　翼
埼玉医科大学総合医療センター産婦人科 助教
［元 埼玉医科大学総合医療センター初期研修医］

中外医学社

●執筆者一覧 （執筆順）

● 研修医

堀 井　翼　埼玉医科大学総合医療センター産婦人科
　　　　　　（元・埼玉医科大学総合医療センター初期研修医）

大 場 暖 子　埼玉医科大学病院腎臓内科
　　　　　　（元・埼玉医科大学総合医療センター初期研修医）

久保早希子　埼玉医科大学病院小児科
　　　　　　（元・埼玉医科大学総合医療センター初期研修医）

田 中 美 帆　帝京大学医学部附属病院麻酔科
　　　　　　（元・戸田中央総合病院病院初期研修医）

新井田苑佳　埼玉医科大学総合医療センター腎・高血圧内科
　　　　　　（元・埼玉医科大学総合医療センター初期研修医）

本多周次郎　埼玉医科大学総合医療センター総合診療内科
　　　　　　（元・埼玉医科大学総合医療センター初期研修医）

岩田啓太郎　埼玉医科大学総合医療センター総合診療内科
　　　　　　（元・埼玉医科大学病院初期研修医）

佐藤みのり　慶應義塾大学病院整形外科
　　　　　　（元・国立病院機構埼玉病院初期研修医）

浅野茉莉香　埼玉医科大学病院小児科
　　　　　　（元・埼玉医科大学総合医療センター初期研修医）

石 井 挙 大　埼玉医科大学総合医療センター消化管・一般外科
　　　　　　（元・埼玉医科大学総合医療センター初期研修医）

森 脇 優 人　埼玉医科大学総合医療センター内分泌・糖尿病内科
　　　　　　（元・埼玉医科大学総合医療センター初期研修医）

若 山 将 士　帝京大学医学部附属病院整形外科
　　　　　　（元・戸田中央総合病院初期研修医）

● 上級医

久 村 正 樹　岡山市立市民病院救急科

坂 本　　壮　国保旭中央病院救急救命科

合 田 祥 悟　札幌東徳洲会病院救急集中治療センター

松 田 律 史　札幌東徳洲会病院救急集中治療センター，画像 IVR センター

河 村 宜 克　山口労災病院救急科

舩 越　　拓　東京ベイ・浦安市川医療センター救急集中治療科

日 野 耕 介　沼津中央病院精神科

田 口 博 一　日進会病院

増 井 伸 高　札幌東徳洲会病院救急集中治療センター

中 村 元 洋　埼玉医科大学総合医療センター高度救命救急センター / 救急科（ER）

田村謙太郎　ナショナルメディカルクリニック

國 松 淳 和　南多摩病院総合内科，膠原病内科

黒 木 雄 一　中京病院救急科

林　　寛 之　福井大学医学部附属病院救急科総合診療部

薬師寺泰匡　薬師寺慈恵病院

德 田 充 宏　東京大学医学部附属病院救急・集中治療科

野田英一郎　国立病院機構九州医療センター救命救急センター

南 郷 栄 秀　聖母病院総合診療科

武 田　　聡　東京慈恵会医科大学救急医学講座

中山由紀子　沖縄県立中部病院救命救急センター

山中萌奈美　国立病院機構長崎医療センター総合内科

永 井 友 基　国立病院機構長崎医療センター総合内科

志 水 太 郎　獨協医科大学総合診療医学・総合診療科

山 下 裕 敬　埼玉医科大学総合医療センター総合診療内科・感染症科

岡　　秀 昭　埼玉医科大学総合医療センター総合診療内科・感染症科

倉 原　　優　国立病院機構近畿中央呼吸器センター臨床研究センター感染予防研究室

土 手　　尚　聖隷浜松病院救急科

國 谷 有 里　千葉市立海浜病院救急科

本 間 洋 輔　千葉市立海浜病院救急科

はじめに

　研修医の悩みはつきない.

　ほとんどの悩みは, 放置しても問題なく忘れていく. 彼らに残るのは, 「悩みにどう対応されたか」という感情だろう.

　本書は, 研修医が指導医に聞きにくい悩みに, 指導医が真面目に答えるものである. 稚拙と思える悩みも, 研修医生活をサバイブしてもらえるように, 大真面目に扱った.

　研修医の執筆陣は, 久村が 2023 年 3 月まで勤務していた埼玉医科大学総合医療センターの当時初期研修医であった堀井 翼先生に選んでもらった. 飾らない, 率直な悩みを表現できる先生に執筆を依頼して欲しいと頼んだところ, 想像以上に面白い, 率直な悩みが集まった. 研修中に経験する研修医の悩みは, おおむね本書に書いてあると自負している. 実際には, 指導医に相談しても多忙などで十分な回答を得られないことが多いと思う. そんな時, 指導医は頭の中でこんなふうに考えていると, 本書を通して知ってもらえたら幸いである.

　指導医側の執筆陣は, 研修医はもちろん, 指導医さえも, 「あの先生ならどう答えるのだろう」と気になる先生に執筆をお願いした. 優しく, 丁寧で, 一部過激な文体は, 悩む研修医の皆様の心に突き刺さるであろう.

　本書が, 研修医にとって「あの本にあんなことが書いてあったな」と記憶に残る書となれば幸いである.

　最後に本書の刊行にあたり, 共同編集者で研修医著者のとりまとめをしてくれた堀井 翼先生, イラストを描いてくれた埼玉医科大学国際医療センター初期研修医の向井慎哉先生, 初期研修医の先生, 指導医の先生, そしてわたしの至らなさを温かく見守ってくれた中外医学社の鈴木真美子さんと桑山亜也さんに心から御礼申し上げる.

2023 年 9 月

岡山市立市民病院 ER シミュレーション室にて

久 村 正 樹

目次

Part 3　医師生活に困ってます！

Part 1

上級医との関係に困ってます！

帰りたいけど帰れない⁉　自分の仕事は終わったけど指導医に言いづらい……どうする？

研修医の回答

堀井　翼

　定時になり，自分のやるべき仕事が終わって特にやることもないので早く帰りたい！　病棟へいっても外来にいっても指導医はおらず，わざわざピッチ（PHS）をかけるほどのことか⁉　などのシチュエーションは研修医ならよくある状況であると思う．研修医の扱いに慣れている指導医であれば，「これこれの仕事が終わったら自分のタイミングで帰っていいよ～」と言ってくれるのだが，なかなかそのような指導医も少ない．

　わたしの場合は，指導医のあとを金魚のフンのようにくっついて「帰ってもいいよ！」と言ってもらうタイミングを伺うことにしている．指導医が忙しそうなら黙って帰るのも状況次第ではありかもしれない．わたしも何回かやったことがある．しかし，次の日ピッチがかかってきたり，他の研修医から「指導医が探していたよ」と言われることもあり，悩ましい……．ピッチをかけて「仕事が終わったので帰りたいです」とは，指導医が仕事をしている以上言いづらい．

　金魚のフン以外で成功率が高いのはピッチで，「これこれの自分の仕事は終わって手持ち無沙汰なのですが，他にお手伝いできることはありますか？」と聞くことである．そうするとほとんどの場合「仕事ないので帰っていいよ」との返事をもらえる．

　1〜2カ月間の研修の間なるべく指導医との関係を良好にしていく上で，自然な形で「ほうれんそう」を行っていくことは重要であると思う．

JCOPY 498-14842

● 上級医のコメント   久村正樹

　定時に帰ることは労働者の権利であり，定時に帰らせることは病院や会社の義務です．労働基準法32条には，使用者は原則として，1日に8時間，1週間に40時間を超えて労働させてはならないと書かれています．これは「病院や会社は，労働者を定時で帰らせましょう！」ということでもあります．「定時を超えた分は残業代で支払えばよいではないか」という声もありそうですが，残業代は経営側と労働者側が36協定を結んでいないと支払われません．36協定とは時間外・休日労働に関する協定であり，これがないと会社や病院は残業をさせる資格がないのです．2019年の報告では，病院の少なくとも9%が36協定を結んでいないという報告もあります[1]．この中には名だたる有名病院も含まれており，自分の病院が36協定を結んでいて残業をさせる資格がある施設かどうかは確認しておいたほうがよいでしょう．残業とは，特別な場合にのみ許されるものなのです．

　指導医に気を遣うのはわかります．教えてもらう立場なのに，早く帰っていいのか悩みますよね．実は，このような研修医の立場が，労働時間を長引かせる要因の一つとする報告があります[2]．労働時間を長くするものには，自分の仕事が終わっても周囲に気兼ねして帰れないという風潮や，事前に多くの人に根回しをしなければならない状況があると指摘されています．自分の裁量権が少なく，あらかじめ人に了承をもらって仕事を進める必要がある立場で根回しをすることが，さらに労働時間を長くするのです．まさに研修医が置かれている状況と言えましょう．本項の研修医の回答のように，周囲に気兼ねして帰れないのは毎日のことでしょうし，カンファレンスをスムーズに進めるために，研修医が指導医と事前に取り決めをしておくことも多いと思います．そうした事情から，研修医の仕事は労働時間が長くなりやすいと捉えておいたほうがよさそうです．

　労働時間が長くなると，睡眠障害や集中力低下など心身全般に悪影響が出ます[2]．また，要求水準は高いのに自律性の低い仕事や，努力が報酬にみあわない仕事も，心身に悪影響を及ぼすとされています[3,4]．これら心身に悪影響を及ぼす労働条件を，研修医という仕事は満たしてしまっていることが多いです．労働者として健康を確保するには自助努力も必要です．自分の健康を守るため，研修医の間は「速やかに帰る」努力をしたほうがよさそうですね．指導医たちが残っているのに帰りにくい……という意見ですが，指導医はおそらく大丈夫です．労働時間が長くても，

仕事の守備範囲が明確で仕事の進め方に裁量があると，心身によい影響を及ぼすという報告もあります[2]．指導医の仕事は，指導医自身のペースで進められることがほとんどでしょうから，仕事が終わらなくて職場にいる，あるいは好きで職場に残っている指導医に，研修医が後ろめたく感じたり，気を遣ったりする必要はありません．早く帰る研修医に「俺が若いころは夜遅くまで病院にいた」など自分の経験談を研修医に話してくる指導医もいるかもしれません．これは自身の成功体験に囚われた人とも言えます．時代は変わり続けており，過去の働き方と現在の働き方は異なります．皆さんが指導医になる頃には，別の働き方になっているかもしれません．絶対に正しい働き方，価値観はないのです．もし，過度に自身の経験を話してくる指導医がいたら，距離をとったほうがよいかもしれません．"自分目線"が強い人であり，共感力が弱くハラスメントの加害者となる可能性があります．

　一方で突発的に対応しなければならない仕事は，たとえ指導医でも心身に悪影響を及ぼすようです．患者の急変時に研修医がいないと怒る指導医の心境って，案外自分の感情を研修医にぶつけているだけかもしれません．怒ったあと指導医は後悔しているかも……．

　自分の仕事をきちんと終わらせておけば，定時で帰ることは問題ないどころか，推奨される行動とも言えます．とはいえ，職場ではよい人間関係を作り出していこうと努力することも大切です．指導医の性格にもよりますが，一般的には職場のエチケットとして，帰るときは指導医に連絡しておいたほうが無難と言えましょう．

　本項の研修医の回答にある「他にお手伝いできることはありますか？」という一言は，なかなかよいと思います．みなさんも相手が感銘を受ける，職場での立ち居振る舞いを工夫してみてください．

《参考文献》
 1) 姫野直行，阿部彰芳．病院の9％，36協定なし 厚労省，違法残業を是正へ．朝日新聞デジタル．2019年2月5日．https://www.asahi.com/articles/ASM105H2VM10ULBJ013.html（2022年3月10日閲覧）
 2) 黒田祥子，山本 勲．従業員のメンタルヘルスと労働時間 ―従業員パネルデータを用いた検証―．RIETI Discussion Paper Series 14-J-020. 2014. p.1-24.
 3) Karasek R. Job demands, job decision latitude, and mental strain: implications for job redesign. Administrative Science Quarterly. 1979; 24: 285-308.
 4) Siegrist J. Adverse health effects of high-effort/low-reward conditions. Journal of Occupational Health Psychology. 1996; 1: 27-41.

JCOPY 498-14842

研修医の回答

大場暖子

　大前提として，参考書などでやるであろう手技をあらかじめ調べておく．そして手技以前に当たり前のことだが，自分の上級医・指導医だけでなく，違うチームの医師にもしっかり挨拶をして，自分の存在をアピールしていくところから始める．そして，処置室や回診などで手技をやっている気配を察知したら，補助に入っている看護師さん達の邪魔にならない範囲でそれとなく手袋をつけて，まずは助手から経験させてもらう．そうやって行動と手袋でやる気を見せていると，よほど難しいケースでない限り2〜4回目でやらせてもらえる場合が多い．助手から経験すれば，実際に手技をやる側に立った場合の必要な手順や指示出しも想像しやすく，勉強にもなるため，自分は「まずは助手から」戦法をとっている．

　また，短いつき合いになるのは看護師さんも同様である．狭いスペースで，補助に入っている看護師さんを無理矢理押しのけて手技に入っても，よい印象を与えないと自分は考えている．そのため，看護師さんにも気を配ることを忘れないでおきたい．手技のコツや手順は看護師さんから教わる，といったケースも自分は多く経験したからだ．

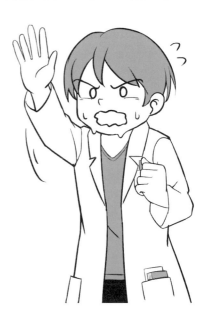

初期研修医の頃は毎月のようにローテートする科が変わり，病棟業務や各科の頻度の高い症候や疾患の初期対応，指示の出し方などを学び，やっと慣れたかなと思った頃に次の科へ……，「せっかく覚えたのに……」そんな感じですよね？　しかし，各科で学んだことはその後必ず活きる，それを忘れてはいけません．前ページの質問でも「短いつき合いになる」とありますが，そもそもそのように思っていてはダメですよ．初期研修医のみなさんも，自分が指導を受けた上級医や各科の医師の情報は，研修医間で共有してますよね．指導医も同様で，初期研修医の情報というのはある程度共有しているものです．せっかくこれから回る科にやる気を示そうと思っても，以前の科でマイナスなイメージをもたれてしまってはもったいない，もったいない．たとえ現時点で興味のない科であっても，将来必ず役に立つ日が来ますからね．

事前学習は当たり前

　初期研修医が，救急外来や病棟でいきなり胸腔ドレーンを入れたり中心静脈カテーテルを挿入することはまずありません．初めは上級医から「○○やったことある？」「○○の手技があるけどやってみるか？」などの声かけがあり，実際に行うことが多いでしょう．その際，その手技がどのようなものかを把握していなければ行うことはまずできません．最近では動画サイトなどで処置をよりリアルな状況で学ぶことができるコンテンツも増えており，行う頻度が比較的高い処置については事前に確認しておくとよいでしょう．短期間に何度も処置を経験できることは稀であり，たとえ自施設での経験がなかったとしても，きちんと事前に学習し動画などで行う処置の手順や意義を理解していることを上級医に伝えれば，やってもらおうかな，そう思わせることができるでしょう．「やったことがないので……」「見たことがないので……」，こんなコメントが返ってきた場合には，熱意あふれる上級医であれば「わたしが監督しながらやるからやってみよう」となるかもしれませんが，大抵は「じゃあ今回は近くで見て，次回やってみよう」と言われてしまうでしょう．「まずは助手から」戦法，これも悪くありませんが，この"次回"，意外と訪れず悩んだこと，ありますよね⁉　数少ないチャンスを逃さないためにも，初回から当事者になれるよう日頃から意識しておきましょう．

準備ができない者に手技を行う資格なし

手技を行うためには物品の準備が必要です．看護師さんに「○○用意しておいてください」と声をかけることは間違いとは言いませんが，まずは自身で準備する努力をしましょう．準備してもらうのが当たり前だなんて思ってはダメですよ．まずは物品がどこにあるのかを自身で把握し，準備をするのです．急変時など何か処置が必要な場合に自身で準備できないと困る場面もありますからね．

注意点として，自身で準備をする前に担当の看護師さんやリーダー看護師さんに声をかけるようにしましょう．病棟毎に場所が異なるなど場所の把握が難しいこともありますが，これから処置を行う場合には情報を共有する必要がありますからね．

片づけができないものにも資格なし

手技が終了したら自身で片づけを行いましょう．針など危険なものはもちろんのこと，使用した物品やガーゼなどを片づけ，手技を行う前の状態へ戻さなければなりません．床やシーツを血液で汚してしまった，そんなときは担当の看護師さんに伝え，一緒に交換しましょう．相手の時間を使っているわけですから謝罪することも忘れずに．

患者の立場に立てない者にも資格なし

患者さんにとって処置は痛みを伴い不安も強いものです．そんな中手技にまだ不慣れな初期研修医のみなさんが処置を行うわけです．みなさん，自身が患者さんの立場だったら上手な先生に短時間で済ませてもらいたいですよね!?　何度も何度も針を刺されたり，自信なさげな表情で処置をされたのではたまったものではありません．初めから自信満々では困りますが，処置を行うからには事前にきちんと学習し，自分が処置を行われる立場であったらどうしてほしいかを意識し実践に臨みましょう．

処置の必要性，実際の手技の方法をわかりやすく説明しきちんと同意をとりましょう．また，モニターの装着など患者さんの安全を確保するのはもちろんとして，プライバシーにも十二分に配慮するようにしましょう．多くの人が行き交う場所で処置を行ったり，たくさんの見学者がいる前での処置はみなさんも緊張するかもしれませんが，患者さんはそれ以上に苦痛を強いられます．

感謝できない者にも資格なし

処置が終わったらまずは患者さんに説明し，「お疲れ様でした」など労いの言葉を

かけましょう．そして，指導を受けた上級医だけでなく，サポートをしてくれた同僚や看護師さんへも感謝しましょう．処置自体は一人でできるものであったとしても，準備や時間調整などで思っている以上に関わっている人がいるものです．

患者さんの最も近い存在である看護師さんに気を配ることなく怠惰な態度をとっていては，看護師さんだけでなく患者さんからの信頼も得られないでしょう．

初期研修医のうちはいろいろな処置を数多く経験したいと思うかもしれません．同僚や大学の同期と比較し焦りを感じることもあるでしょう．経験値は大切ですが，たくさん経験すればいいってものでもありません．昨日の自分よりも一歩でも前進すればそれで OK です．得たチャンスを無駄にすることなく一歩一歩成長していきましょう．

JCOPY 498-14842

SURVIVAL 3

一度しか経験したことのない手技に対して，「やったことあるならできるよね」と言われたらどうする？

研修医の回答

久保早希子

　月変わりで手技の多い科をローテーションした際に必ずつきまとうこの問題．厚生労働省でも数多くの手技を研修医の到達目標として掲げている．確かに2年間研修すればいつかどこかで行う機会があるものばかりだと思うが，最初の頃は採血するのにも一苦労だ．過去に戻って研修医1年目の自分にアドバイスするなら，まずはその手技に対する準備を一人でできるようになれ，だろう．

　研修医指導に熱心な先生だと，経験できる手技はできるだけ研修医にさせてくれることが多い．

　中心静脈確保を例にとる．「初めてです！」と言うと他の業務との兼ね合いもあるので，指導医が前準備として器材の水通しやエコー，消毒諸々をしてくれて，研修医は穿刺からカテーテル挿入までの部分を行うというシチュエーションもしばしば遭遇するのではないだろうか．そして次に挿入するときには，「この間やったから一人でやってごらん」と言われるのである．しかし，実際に自分で行ったのはほんの一部なので，一から自分で準備し始めると，理解が不十分な点や足りないところが多々出てくるのだ．

　実際の臨床でこのような場面を回避するために，一度行った手技は次のチャンスに備えて自分で一から準備できるかを振り返るようにする．施設によってはシミュレーション機器が利用できるので，フル活用するのが得策だと思う．

研修病院によって研修医の手技に対するハードルは違えども，上級医達も今の研修医が困っていることは必ず経験してきています．さすがに最近は少なくはなったと思いますが，上級医の「〇〇の手技やったことある？」という問いに対して，研修医が「やってみます！　それでどうやってやるんでしたっけ……？」と返答している姿を見かけることが昔はあったかと思います．今や上級医もこんな回答では「とりあえず手技をやらせてみよう」とは言い難い時代です．

手技に関する心構え

　では，どのような心構えをもつべきでしょうか．医学教育の世界で「See one, Do one, Teach one」と言われたのは，もう過去の話です．これは「まず手技を見て，次に自分でやって，次に他人に教えられるようになる」という意味ですが，これだけですぐに習得できるものであれば誰も苦労はしません．

　実際に行われている指導については，次の4つに分解できるのではないでしょうか？

① モデリング：師匠は，弟子に自分の技を観察させる

② コーチング：師匠は，弟子に学んだ技を使わせ，その様子を観察し，助言を与える

③ スキャフォールディング：弟子が行っている作業が実行困難な場合，師匠は一時的支援（足場かけ）を行う

④ フェーディング：師匠は，弟子の上達に伴って一時的に行っていた支援を徐々に取り除いていく

　このプロセスは，医学教育の分野では認知的徒弟制[1]と言います．本項で研修医の先生達が悩んでいる「一から自分で準備し始めると，理解が不十分な点や足りないところが多々出てくるのだ」というのは，②のコーチングの段階にあたり，この段階では「できなくて当たり前」と言えるでしょう．この意味で，今できないことに対してあまり心配は要らないのではないかと思います．一方，どのような手技でも準備ができなければスタートラインには立てませんので，③のスキャフォールディングの段階には進めません．自分が今どのプロセスにいて何が課題なのかを認識しながら修練を積んでいくことは，上達していく上では重要な過程なのではないかと思います．

JCOPY 498-14842

シミュレーションの活用

　それでも当の本人としては心配になるものでしょう．そんな研修医の先生達には，シミュレーションの利用が最適と言えるでしょう．最近の医学教育では，「See one，Do one，Teach one」からもう一歩進み，「See one，Simulate one，Do one，Reflect one，Teach one」と言われています．これは，「まず手技を見たあとに，シミュレーションで修練を積み，実際の患者さんで実践したあとには，振り返り，より深く理解した上で，他人へ教えられるようになる」という考え方です[2]．医療シミュレーションの利点は「臨床ではランダムに遭遇するしかない teachable moment を，学習者のニーズに合わせて何度でも再現できること」[3]とされています．つまり，実際の研修中に遭遇できるかわからないものの重要な場面を何度も再現できます．この意味で，自施設に使用可能なシミュレーション機器があれば，それを使用しない手はありません．もし高価なシミュレーション機器を利用できなくても，シミュレーション訓練の機会がゼロではありません．身の回りで手に入る道具でシミュレーターを自作して練習を重ねる方法もあります．

　気管挿管を例にとると，上級医の横で一度手技を見たとしても細かなところは全く見えません．具体的には，ブレードの先端がどこにかかっているのか，喉頭展開時はどう力をかけるのか，挿管チューブが声帯を通過する瞬間はどう見えるのか，これらを一度にすべて見て学び切ることは難しく，失敗すれば致死的な処置ですので，実際の症例ですぐに危なげなく処置を完遂するのは難しいでしょう．しかし，シミュレーションであれば，実際に自ら手を動かせ，低換気を気にせず，しっかりと観察・練習ができます．自分自身の手技が確立してくれば，挿管困難例の対応を学ぶこともできますし，シナリオに沿って心肺蘇生法を行いつつの手技なども経験することが可能です．

　失敗を許されない，もしくは経験する頻度が少ない手技については，特にシミュレーション訓練の利用が有効と言えるでしょう．

ステップ別：実際に手技を習得するために気をつけること

　それでは，具体的にどのように技能習得していくか，ステップ別に考えてみましょう．

Step 1：見たこともない・やったこともない

→「まずは成書や動画で勉強する」

　最近は手技に関する書籍[4]やビデオ教材があふれかえっています．さらには YouTube などでも具体的な手技を紹介している動画が配信されていますので，参

考にするとよいと思います．ただし，YouTube を利用する場合には，出版物などに比べて査読などはなく質の担保はなされていないことに注意が必要です．

Step 2: 見たことはある・やったことはない

　　→「何を準備して，どんなことを，どんな手順で，どんなことに注意してやるか見る」

　　まずは，実際に使う順番を意識して，何のために，どのようなものを使うのかを考えながら準備を行うことが大事です．先程の気管挿管を例にとると，どのような太さの挿管チューブを選択するか，スタイレットはどのような形にするのか，どの大きさのブレードを選択するのか，吸引に必要な機材は手元にあって正しく作動するのか，チューブ位置確認に必要な CO_2 モニターや聴診器は手元にあって正しく作動するのかなど，手順のひとつひとつに注意すべき点があります．正しく準備ができていれば，上級医としては「お，ちゃんとわかっている」と判断できますし，ここができないのであれば「スタートラインに立っていない」と判断し，「やってみるか？」とは言われないでしょう．

Step 3: やったことはある・一人でやり切る自信はない

　　→「シミュレーション機器とイメージトレーニングを活用し，どんなことを，どんな手順で，どんなことに注意してやるか実践する」

　　実際の患者さんの手技を行う前に，シミュレーション機器を使用し最低でも一連の流れがわかるように予習を行いましょう．シミュレーション機器があれば積極的に利用し，なかったとしても物品を確認し，イメージトレーニングしながら準備しましょう．いつ唐突に手技のチャンスが巡ってくるかはわかりません．1 回の手技経験を何倍にも膨らませるために手技の前だけではなく，手技を経験したタイミングでの復習も兼ねてシミュレーションやイメージトレーニングを重ねることが大切です．

Step 4: やったことはある・一人でやり切る自信もある

　　→「それでも難しいときがあるので，上級医からの手助けを得てやり切る」

　　ある程度，手技にも慣れてきて簡単な症例で完遂ができるようになったとしても，患者さんの状況や環境によっては，完遂することが難しい場合があります．そのような場合には，上級医からの手助けを得ながらでも，手技ができることが目標になります．手助けを得た場合には，何が足りなかったのかなど有効なフィードバックをもらう絶好のチャンスです．この意味で，安全に手技を終えるだけではなく，自分の成長につながる「よいバックアップとなる先輩」を探すことが重要と言えるでしょう．

JCOPY 498-14842

Step 5: 人に教えることができる

→「自分でやるだけではなく，合併症に対応できるかまで考えて人に教える」

　ここまで来て初めて一人前です．手技を教える上で必要なのは，先回りのアドバイスと有事への対応の2つです．先回りのアドバイスとは「合併症が生じないようにつまづきやすいステップへの助言」と言えます．このため，どのプロセスでつまづきやすいか，合併症が生じやすいかを知っておく必要があり，自分自身の経験や文献的な把握に加えて，教えること自体の経験も多いに越したことはありません．また有事への対応は，それ自体も「失敗を許されない，もしくは，経験する頻度が少ない手技」であることも少なくありません．一つの手技の習得に満足せず，さまざまな手技について学んでもらえれば幸いです．

さいごに

　ところで，「一度しか経験したことのない手技に対して，『やったことあるならできるよね』と言われる」ということは，人によって前述の Step 3 ～ 5 の場合があると思います．上級医の気持ちとしては，Step 3 の状況であれば，一緒に見て直接指導を行います．Step 4 の状況であれば，遠目に見ていて適宜ヘルプを行います．Step 5 であれば，任せたという気持ちになることでしょう．研修医の先生達にとっては，そのように言われること自体がストレスのかかる環境かも知れません．しかしながら，先生達が研修を終え，専攻医・上級医になるためには必要なプロセスです．ぜひとも積極果敢に挑戦していってください．

　また，人に教えることを通して手技全体を見つめ直す機会となり，教えることは自分自身が経験を重ねる以上に手技の上達につながります．自分が経験を重ねるだけではなく，積極的に後輩を教育していって，自分も後輩も上手になれる win-win な師弟関係を作ってもらえれば幸いです．

《参考文献》
1) 鈴木克明，監修，市川 尚，根本淳子，著．インストラクショナルデザインの道具箱101．北大路書房；2016. p.84-5.
2) 藤崎和彦．総論1 シミュレーション医学とは何か．In: 日本医学教育学会教材開発・SP小委員会，編．シミュレーション医学教育入門．篠原出版新社；2011. p.2-12.
3) 池上敬一．第4章 医療シミュレーションと教育工学．In: 中山 実，鈴木克明，編著．職業人教育と教育工学．ミネルヴァ書房；2016. p.63-89.
4) 久村正樹，編著．ER で闘うための手技．中外医学社；2020.

上級医に相談するよいタイミングってあるの？

研修医の回答

久保早希子

　研修医にどこまでの診療を任せるかは上級医の裁量によることが多い．そのため上級医への「ほうれんそう」は，その科での研修内容に直接関わってくる.

　上級医が気さくで「なんでも聞いてよ！」というタイプの先生ならよいのだが，少しお堅めの先生だったりすると，相談するのに少なからず躊躇してしまうこともある.

　「必要だと思えば採血やX線くらいまでなら好きにオーダーしてもいいよ」と言ってくれる先生が多いが，相談前にX線を撮ってあとで怒られてしまったという同期の話も聞いたことがある．そのためわたしはお世話になる上級医が研修医にどこまで許容してくれるのか予め尋ねるようにしている.

　また，上級医が外来診療中で病棟とは別の場所で業務している場合は，診察中にうっかり電話してしまうと外来患者さんの診療の妨げにもなってしまい，上級医も話を早く切り上げようと，相談したかったことの一部しか言えずに終わってしまう．超緊急の場合を除いて，直接赴いて外来患者さんが途切れたタイミングで相談するようにしている.

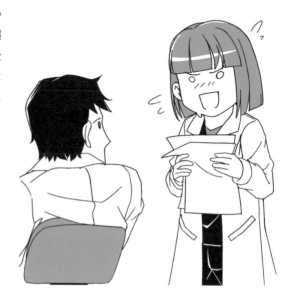

研修医の先生が上級医に相談することは，まだ独り立ちできていない状況では必要なことでどうしても避けては通れません．仕事上必要なことなのに患者さんではなく上級医へ気を遣わないといけないのは何か違うようにも思うのですが，これも「人対人」ですからそうも言ってはおられないのが現状でしょうか．わたしも救急医という立場上，他科に相談する機会は多いのですが，個性豊かな医師がお相手ですのでどのように相談すればスマートなのかこの歳になっても未だ悩むことはしばしばです．今回のお題「上級医に相談するよいタイミング」ですが，タイミングだけでなくもう少し広く捉えて「うまく相談をするにはどうしたらよいか」を考えてみたいと思います．

　診療において「相談する目的」とは何でしょうか．診断がついて専門的治療を依頼する，診断は未確定でそれを相談したい，あるいは担当している入院患者さんの診療における相談などがあると思います．よい相談をするために大切なことは当たり前の話ですが「目的を明確にする」ことです．忙しいであろう上級医に何のために時間をとって話を聞く必要があるのか理解してもらう必要があります．このために相談する側はどんな工夫をしたらよいでしょうか．ありがちな失敗例は前置きの説明が長くなり相手の求めていることが最後になってしまうことです．前置きが長いと診療で忙しい合間に聞かされている側としては相談されている目的がなかなか明らかにならず「要するに何!?」ともどかしくなることでしょう．

　わたしが相談するときには「型」として2段構えで準備するようにしています．1段階目としてまずは簡潔に基本的な情報を提示し相談の目的を伝えます．次に2段階目として具体的な情報を準備しておきプレゼンテーションできるようにします．

　1段階目の例は以下のとおりです．

　「○○歳の女性で，肺炎の診断で入院のご相談です」

　「××歳の男性，大腿骨骨折の方で診察いただきたいのですが」

　「△△歳の女性，○○を訴えて来院された方で，××を考えておりますが○△も否定しきれずご相談なのですが」

　相談する先の医師も1段階目で理由がわかりますので，自分の状況を踏まえて取り急ぎどう対応すべきか回答しやすくなります．話をそのまま続けてよさそうなら2段階目に進み，さらに詳しい情報をプレゼンテーションしていきます．プレゼン

テーションのスキルは例えば I-SBAR-C をはじめいろいろありますが，ウェブサイト上に詳しいものがたくさんありますので，各自お調べください．ポイントは，自分自身が患者さんに起こっている「ストーリー」を頭の中にしっかりイメージして理解できていることです．ストーリーとは病歴に始まり，診察や検査の所見，それらの情報を踏まえて自分がどう考えているかという一連の流れを指します．理解できていないことは言葉にはできません．言葉にできないと当然相手には伝わりませんよね．研修医の先生が上級医に相談するのはまだ患者さんの診断や大きな方針が未定の場合が多いでしょう．だから相談するわけですが，何がわかっていて何がわかっていないのかを明確にしておくことは大切です．うまく相談をする際のおすすめは連絡をする前にリハーサルをすることです．このことで何をどう伝えるか，必要な情報に不足はないかなどを改めて確認することにもつながり有用です．

　今回のお題に対して研修医の先生が回答してくれた内容にも言及しておきましょう．「どこまで許容してくれるのか予め尋ねる」というのは，つまり上級医がどんな性格なのかを知るということですね．「彼を知り己を知れば百戦殆うからず」……相手のこと（上級医）も自分のこと（患者さんの情報）もしっかり把握していれば負けることはないということです．プレゼンテーションのスキルそのものも大切ですが，相手の性格（クセ）を知っておくことは相談する前提として，本質的ではないのですが，実は大事な情報だと思います．〇〇先生はこういうことを言われるから気をつけておこうとか……うまく切り抜けたいですからね．「直接赴いて外来患者さんが途切れたタイミングで相談する」はわたしもよくしている方法です．今は院内の連絡手段として PHS や携帯電話が当たり前になっていますが，余裕があればそのようにすることで音声のみよりも情報量は多く誠意も伝わると思います．対面でのやりとりはやはりコミュニケーションの基本です．

　相談の「仕上げ」として大切なことを述べます．それは相談先の先生が患者さんの診察に来られた際にできるだけその場に同席することです．もう先生に話を渡したから自分はもう関係ないという態度はいただけません．「あとはこちらでやっておきますよ」と言われればその限りではないですが，「丸投げ」な印象を与えないことです．相手のことを考えたプレゼンテーションとともに意識しておきましょう．相談があったらいつも「はい，わかりました．あとはこちらで対応させていただきますからいいですよ〜」と二つ返事で対応してくださると助かりますよね．そのためには日頃からの関係性を大切にすることです．

JCOPY 498-14842

研修医の回答

田中美帆

あれ？　この場合の治療方針ってこれでいいのかな……．

このような状況になることはそうそうないと思うが，自分が学んだ知識と実際の臨床で異なるということはありうると思う．あとはその先生のこだわりなどで小さなポイントが違ったりとか．

勉強すればするほど，自分はこう思うけど違うのかな？　そう疑問に思うこともあるかもしれない．

わたしはそういうとき，素直に聞いてみることにしている（あくまでも失礼のないように，純粋な気持ちで）．

単に自分の知識が足りなければ学べるし，上級医なりのこだわりなら，こだわるに至った経緯などを教えてもらうと納得できることが多いように感じる．もし万が一，上司がうっかり間違えていたのだとしたらそこで気づくこともできる．

いろいろ回りくどく聞くよりも，純粋な疑問として議論するとより成長できると思う．

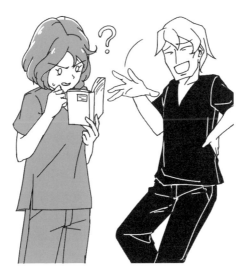

まず何より素晴らしいのは，質問者の先生が目の前の患者さんに行われている治療が，ガイドラインや一般的な教科書が勧める標準的な治療と異なっていることに気づいていることです．と申しますのも，違いがあることに気づくためにはガイドラインや一般的な教科書を読んで学習していなければならず，こうした疑問が出てくる時点で標準的な治療が何かということを理解していることになります．

　はじめに，研修中に標準的な知識を教科書やガイドラインで学習することは非常に重要です．Aという疾患に対する治療が標準的にはどのようになっているのかを知ることは，料理本で言えばオーソドックスな作り方を学ぶことに似ています．それが理解できていれば多くの患者さんに適応できるでしょうから，ガイドラインなどから標準的な知識を得ることは多くの患者さんに対応できるようになるのに必ず通るべき道と言えるでしょう．

　しかし，目の前の患者さんは疾患の一つの表現型ですので，その患者さんが疾患の典型例とは限りません．完全に典型例と合致する患者さんももちろんいるのですが，何かしら違っている，という場合がほとんどです．それは年齢や性別，病歴といった疫学的な情報かもしれませんし，内服コンプライアンスや既往歴といった患者さん側の状況かもしれません．もしくは，経済的状況や家族の事情など社会的な状況かもしれません．それらに応じて治療を標準的なものからアレンジしなければいけないことは少なくありません．

　病歴が特殊で診断が遅れ複雑な合併症を生じているかもしれません，既往歴から内服が多く薬物相互作用から標準的な治療薬が使えないかもしれません，または仕事のために入院治療から極力外来治療に早くスイッチしなければならないかもしれません．こういった個々の事情に合わせて治療をアレンジするのが「腕の魅せどころ」でしょう．料理本（＝ガイドライン）通りに作るのではなくお客さん（＝患者）の好み（＝状況）に合わせて味（＝治療）を変えられるのが優れた料理人，というわけです．

　そこに気づいたら，研修医の回答のように是非率直に聞いてみてください．上記のような指導医であれば，なぜ標準的な治療からアレンジを行ったのかを言語化してくれるはずです．それはまさに本には載っていない料理のコツのようなものですから，現場でしか学べない素晴らしいtipsになるでしょう．現場の学びが本より素

晴らしい瞬間だと思います．

　一方で，そのような考えなしに，指導医が気づかず標準的な治療から逸脱している場合はないのでしょうか．残念ながらそれもありうる話です．ガイドラインは周期的に改定されますしいわゆる「標準治療」は日進月歩の世界ですから卒後年数の経過した指導医の言うことが最新の標準治療でないこともあるでしょう．そのようなときは質問するのはよくないのでしょうか．その答えは No です．指導医は自分の専門と真ん中でない診療に関する知識のアップデートに四苦八苦しています．医療情報はターンオーバーが早いので自己学習だけで追いつくのは大変なのが十分わかっています．そこで頼りになるのが研修医との学びなのです．標準的でないことを指摘してもらい，現時点での標準治療がどのようになっているのかを教えてもらうことこそが，あれこれ手間のかかる研修医（失礼）のケアをしている指導医の特権なのです．そのため指摘したら気分を害さないか，失礼にならないか……という遠慮は不要です．むしろそのような遠慮で指導医の学習の機会を奪わないようにしてください．

　そもそも研修医には治療が標準的でない理由が上記のどちらなのかは判断できませんので，いずれにしても指導医に気兼ねなく質問することが自分のみならず指導医の成長にもつながるのだと考えていただけると助かります．

　むしろ最も危険なのは標準的な治療を把握しないまま，一般的でない治療が患者さんに行われてしまうことです．指導医の治療が違うな，という感覚が前回受け持った患者さんと違うだけ（＝経験則）であったりすると双方学習の機会が失われるばかりか，正しいとは限らない前回の治療が「標準的な」治療として認識されてしまう危険性を孕んでいます．本来それを修正すべき指導医も標準治療を把握できていないと，そうした研修医との合意形成で自分のプラクティスを修正する機会を逸します．そうすると目の前の患者さんのみならず未来の担当患者さんにも標準的な治療が行われないという不利益の連鎖が生じます．そのような事態を回避するためには継続的な学習しかないのですが，それを一人で続けていくのは辛いものです．そのためには学習共同体が重要となりますので，そのきっかけを研修医から作っていけるように疑問に思ったことは遠慮なく議論するようにしてください．

　もちろん指導医側は議論を歓迎する雰囲気作り，人間関係の醸成が重要です．質問を許さない，黙って言うことをやってくれればいい，という指導ばかりしていると自分の学習機会を逃していることを認識してください．お互いが win-win の関係となり患者利益につながる診療チームとなるためにお互いの立場を気にせず自由闊達な議論を続けていきたいですね．

まとめ

- ガイドラインや一般的な教科書で「標準的な診療」を学んでいるだけで素晴らしい.
- 指導医が標準的な診療を知っている場合，患者さんに合わせたアレンジのコツを学べる大きなチャンス.
- 指導医は自分の知識をアップデートできる機会を待っているので教えてあげて.
- チーム診療のため，患者さんのためにも日頃から自由な議論ができる雰囲気作りを心がけよう.

JCOPY 498-14842

怖い上級医への質問の仕方，接し方がわかりません．厳しい言葉をかけられたらどう返せばいいの？

研修医の回答

新井田苑佳

病院や診療科にもよるが，研修中に，怖くて話しかけづらいと感じる先生の一人や二人はいるのではないだろうか．上級医に厳しい言葉をかけられ，奥の部屋で灰になったのはよい思い出だ．

みんなから怖がられる先生が研修医に対して思うことを聞く機会があった．「何をしてるかわからない」「基本を押さえて質問して」……というのが，その先生方の答えだった．

これらを参考に，わたしが気をつけているポイントが3つある．

1　ハキハキと話す

2　予習してから質問する

3　最後は「ありがとうございます」とお礼を伝える

一番大事なのは1つ目のハキハキと話すこと．"ハキハキ"は，何もいつも元気ハツラツでいよう！　ということではなく，あくまでも挨拶や返事，"ほうれんそう"をしっかりと行うということだ．何をやっているかわからない研修医は，悪い意味で目についてしまう．わからない場合は聞く．「今は○○しています．△△あれば呼んでいただけますか」など，やることを明らかにしておく．

2つ目は予習をしてから質問すること．上級医は忙しく，研修医の知らないところで多くの仕事をこなしている．まずは自分で調べてみてから，さらにわからないところを質問する姿勢がよいだろう．それが自分の勉強になり理解を深める．

3つ目は，厳しい言葉を受けたら"ありがとうございます"で締めくくる．厳しい言葉は研修医の足りないところを指摘している言葉であり，咀嚼することで自分の身になるからだ．謝罪するのみでは萎縮して負のループに陥ってしまう．厳しい言葉自体に必要以上に傷つくことはなく，指摘を受け取る意識で"ありがとうございます"と伝えることを心がけている．

初期臨床研修中の 2 年間，さまざまな診療科をローテートし研修を続ける中で，怖い上級医から指導を受けた経験のある研修医は少なくないと思います．わたしも，自分自身の研修医時代を思い出してみると，すぐにそのような上級医の顔が何人か浮かびました（笑）．例えば，どの研修医から見ても怖いと感じる，ある意味「名物的」な上級医がいたりします．また，上級医と研修医もそれぞれ一人の人間ですので，残念ながら相性がよい場合ばかりでは決してありません．上級医と研修医の組み合わせによっては，お互いが陰性感情や苦手意識をもってしまい，良好な関係性を結ぶことが困難となり，結果的に上級医の態度が厳しくなってしまう場合などもあるでしょう．

　まずは，「怖い上級医への質問の仕方，接し方」という点についてですが，本項の研修医が気をつけているという「ハキハキと話す」「挨拶や返事，“ほうれんそう”をしっかりと行う」ということは，基本的なことながらとても大事なポイントだと思います．挨拶をされて嫌な人間はあまりいないでしょうし，しっかり返事を返すことにより「相手は自分の話を聞いている」という印象を上級医に抱かせることができるでしょう．“ほうれんそう”は，確かに自分がやっていることを上級医に把握してもらうことにつながりますが，これはチームとして安全な医療を実践していくためのコミュニケーションとして基本的かつ重要なものです．そのため，相手が上級医かどうかに限らず実践するべきでしょう．一方で，怖い上級医に話しかける際には，つい恐る恐る……となりがちです．良好な関係を築きたいとの考えをもって上級医と話しているつもりが，知らず知らずのうちに表情がこわばっていたり，緊張した声のトーンになっていたりすることもあるかもしれません．米国の心理学者である Mehrabian によると[1]，人と人とが直接顔を合わせて行うコミュニケーションには「言語」「声のトーンなど（聴覚）」「表情やボディランゲージ（視覚）」の 3 つの要素があるとしており，好意・反感などの態度や感情のコミュニケーションにおいて 3 つの要素が矛盾するメッセージを送った場合，メッセージの受け手は声のトーンや視覚を重視して情報を受け取る傾向があったことを報告しています．もちろん，言葉遣いなども大事ではあるのですが，もしかしたら声のトーンや表情などで損をしている場合もあるかもしれません．そのため，なるべく落ち着いた声のトーンと表情を心がけるという点も意識して，上級医と良好なコミュニケーションを

図れるようになるとよいと思います.

　また，時間に余裕があれば「予習してから質問する」という姿勢は大事だと思います．上級医の立場として質問を受ける際には，「どういうことが理解できていて，どういうことがわからないのか」ということが明確であれば，指導しやすいです．ただし，時間的にそれが許されない場合には「あとで自分でも勉強しようと思うのですが……」と伝えた上で，わからない点を率直に聞いてしまったほうがよいこともあるでしょう．最も避けてほしいのは，怒られてしまうのではないかと萎縮した結果，よく理解できていない事柄をわかったふりをしてその場をやり過ごしてしまうことです．何かしらのきっかけでボロが出てしまい，あとから怒られてしまう可能性があるほか，患者さんの不利益に直結する可能性もあるからです．また，上級医がカンファレンスなどで発言した内容について質問してみるというのも，上級医とコミュニケーションを図る際の一つの方法だと思います．あなたがカンファレンスをちゃんと聞いているということを理解してもらえるかもしれません．

　次に，厳しい言葉をかけられた場合ですが，これも萎縮してしまいますよね．ひとまず，その場では言葉を受け止め，「ありがとうございます」と対応とするのは問題ないと思いますが，その後冷静に振り返り，上級医の厳しい言葉が教育的なものであったかどうかも吟味してみてください．上級医の言葉が，教育的な立場で研修医に変容を促すための発言であれば，それはありがたいことだと受け取り，その後の初期臨床研修に生かしてください．実際には，「厳しく接する」「怒る」ことにもそれなりのエネルギーを必要とします．上級医が忙しい中研修医にそのエネルギーを使おうとしている様子が受け取れるようであれば，いずれその期待に答えられるよう厳しい言葉を糧に成長していけるとよいでしょう．なお，いわゆるどの研修医にも厳しい「名物的」な上級医の場合は，他の研修医にも厳しく接しているのだと思います．同期や2年目の研修医に，上級医とどのように接するようにしている（いた）かを相談してみるのも一つの方法だと思います．また，その上級医が数年にわたって勤務しているような場合であれば，初期臨床研修医あがりの専攻医などに，接し方のポイントを相談してみてもよいのではないかと思います．もしかしたら，意外な攻略ポイントが隠れているかもしれません．

　一方，ときには，あまりにも合理性に欠け，理不尽な叱責を上級医から受ける場合もあるでしょう．上級医も一人の人間であり，虫の居所が悪い場合もあるかもしれませんが，そのような理不尽に厳しい言葉が続くようであれば，それをその度に受け止めるというのは適切な対応とは言えません．その場合は我慢することなく，その診療科における責任者や，初期臨床研修医の相談窓口となる部門などに相談を

したほうがよいでしょう．よって，この問題は研修医の皆さんの振る舞い方だけの問題ではないことは明らかです．つまり，われわれ上級医は，適切かつ効果的な指導を実践するための知識やスキルを学び理解した上で，研修医の皆さんを指導していかなければならないと考えています．将来，読者の皆さんが上級医の立場となった際には，自らの経験を活かし，研修医にとって相談しやすく指導を受けたいと思える上級医になってもらえるとうれしいです．また，上級医の立場で研修医を指導していると，ときに研修医がもつ視点にハッとさせられることがあり，こちらが学ばせてもらうこともあったりします．お互いが成長し合えるような上級医 - 研修医関係を構築できると理想的ですね．

《参考文献》
1）Mehrabian A. Silent messages. California, Belmont: Wadsworth; 1971.

JCOPY 498-14842

SURVIVAL 7

自分がわからない仕事を頼まれたけど上級医がいない，どうしよう!?

研修医の回答

本多周次郎

　研修医 1 年目の初め頃，新しい研修科のローテーションが始まったばかりで，まだ仕事に慣れていないある日のことだ．

　上級医が外勤でおらず突然病棟業務をすべて任されてしまったことがあった．その日は朝から PHS が鳴り止まず，病棟患者さんの点滴や抗菌薬の指示出し，退院時の書類の作成などこれまでやったことがないオーダーを次々に頼まれた．研修が始まったばかりで患者さんの把握も間に合っておらず，どこまで自分の裁量でやっていいのかもわからない．適当に点滴のオーダーをしたあとで上級医に怒られるのも怖い．他の先生に聞こうにも忙しそうで話しかけづらく，看護師さんからは急かされてしまい焦る一方であった．前日のうちに上級医と当日の duty（デューティー：すべき事柄）に関して共有しておけばよかったができておらず，途方に暮れてしまった．

　結局，同じ科の優しい先生が困っている自分を見て助けてくれたが，これからも上級医がいない日に同じような状況になってしまっては，病棟患者さんに迷惑をかけてしまうことになる．自分の反省点としては，上級医の予定を研修開始時に把握し，前日から話し合っておくべきだったと思っているが，どんな研修医にもある日突然こんな日はやってくるだろう．

　上級医がいない日の病棟業務，どのように対策するのが最善だったのか……．

● 上級医のコメント　　　　　　　　　　　　田口博一

　突発的な想定外の業務はだれでも戸惑います．まずはひと呼吸おき，焦りをなく
します．落ち着いたところで，本項研修医の回答に即しながら，ポイント毎に分け
て対応を考えていきましょう．

　表 に各ポイントのチェックリストを示します．

ポイント1　研修開始日（初日含む）まで

　下記の4点は，挨拶も兼ねて担当医師（医局長，部長など）に確認します．研修
開始前の顔合わせは上級医の印象をよくしますので実践してください．

- 外勤日は決まっています．突然，上級医不在となった場合でも優しい先生が助
  けてくれたというあいまいな科内ルールはありえません．事前にリーダー医師
  や病棟・外来・救急当番など役割分担を決めている場合が多いです．あらかじ
  め，上級医の外勤日と役割・担当を把握します．
- 連絡先を入手します．携帯電話だけでなく，SNS（ソーシャルネットワーキン
  グサービス）が利用されることが多いです．既存のグループがある場合は，招
  待・追加をお願いします．ただし，使用時は個人情報の取り扱いに注意します．
- 患者さんの把握が間に合っていないことは，だれに責任の所在があるかは一目
  瞭然です．研修初日に把握することは当たり前です．
- やったことがないオーダーだからできないは，業務遂行できない理由になりま
  せん．オーダー方法は事前に習得しておくべきです．電子カルテを使用したオ
  ーダリングシステムが主流となっており，使用に関する研修や不明な点がある
  場合の担当部署が決められています．確実なオーダリング習得を行い，担当部
  署のPHS（ピッチ）番号，担当者を確認し自分のPHSに番号登録しておきま
  す．

　一般的な注意を怠らず，必要なリスクをとった医療行為の結果が，いかなる結果
につながったとしても刑事責任を問われることはいままでにないことがわかってい
ます[1]．

　本項研修医の対応は，一般的注意，必要なリスクの観点から穴だらけです．しか
し，研修医だけを責めるのは間違っています．上級医にも非があります．とは言っ

JCOPY　498-14842

ても，あなたは「医師」です．一般的な注意を怠り，必要なリスクをとらなかった場合は，きちんと責任を問われます．上級医から言われるままの受動的行動だけでなく，研修医の能動的行動が期待されています．

ポイント2　電話応対

PHS が鳴り止まないのは，返答方法がまちがっています．

まずは，「できません」「わかりません」と言える勇気が必要です．次に「上級医に確認します」ですが，それだけでは不十分です．どのくらい待つのか，相手は不安です．ですから「いつまでに対応が必要でしょうか」と問い，本日中であれば「○時間後に，または△時までに返答，対応します」，また翌日以降でよい項目は「だれにいつまでに返答すればよいですか」確認しておけば相手からの催促は期限まではないでしょう．

ポイント3　業務実施前

すみやかに緊急度・重要度から業務に優先順位をつけます．場合によっては，当日に完遂する必要がない項目もあります．その項目は，催促した医療従事者にきちんと連絡して後日，対応することを伝え当日業務から除外します．

まとまったら，きちんとメモをしておきます．上級医への報告にも役立ちます．

ポイント4　各業務

刑事責任を問われた頻度の高い医療行為①〜④について[1] 確認します．

① 処方

メディケーションエラー（薬剤使用プロセスにおけるエラーと定義）でインシデントの発生頻度の高い薬剤は，インスリン（23%），抗菌薬（11%），心血管用薬（6%），抗腫瘍薬（4%）であり留意が必要です[2]．上級医の指示（特に口頭）も鵜呑みにしてはいけません．患者氏名はもちろん，量，単位，回数，日数は繰り返しの確認とともに，他医療従事者（医師，看護師，薬剤師）のチェックを加えるべきです．

処方前に，アレルギー，禁忌・慎重投与の病態，以前の同薬剤投与でのトラブル，それぞれの有無を確認します．

② 処置，検査

未経験である，自信のないことは，絶対に単独で行ってはいけません．特に侵襲的行為は，常に上級医の立会いが必須です．

表 ポイント別 上級医不在時の対応方法

ポイント	チェック項目	具体的な対応方法
1	☐ 直属上級医はだれ？	携帯電話番号，SNS アドレスなどを入手する
	☐ 直属上級医の外勤日（不在日）はいつ？	一週 / 月単位の担当医表を入手する
	☐ 科内システム，ルール	
	☐ 担当患者の把握	
	☐ 高頻度に関わる者，部署電話（PHS）番号	自分の PHS に番号を追加登録する
2〜3	☐ PHS 対応	わからない，できないと言えること「いつまでに対応すべきですか？」 • 本日中の場合：上級医に確認します．「○時間後，△時までに返答します」 • 翌日以降の場合：上級医に確認しておきます．「×は，どなたにいつまでに連絡したらよいですか？」
	☐ だれに何をすべきか？	
	☐ 不安なオーダリングは確認する	
	☐ 想定外の状況で対応可能な上級医を確認する	
	☐ 緊急度，重要度を決めておく	すべてメモしておく．上級医への報告にも役立つ
4	☐ 処方	
	☐ 患者名，量，単位，回数，日数を確認する	
	☐ 薬剤師に間違っていないかを確認する	
	☐ アレルギー，禁忌・慎重投与，以前の同薬剤でのトラブルの有無	
	☐ 医療行為（処置，検査）	一人で絶対に行わない，上級医を呼ぶ
	☐ 未経験である，自信がない	
	☐ 医療機器	
	☐ 未経験である，自信がない	
	☐ 輸血	
	☐ 投与すべき患者である	
	☐ 血液型は間違っていないか	他医師，看護師とともに複数回確認する
	☐ 回診して確実かつ安全に実施できたかを確認する	患者に変化がないか，看護師に異常がなかったか直接聞く
	☐ カルテ記載する	
5	☐ 安全でない，不安であると感じている	
	☐ 上級医が安心できない	
	☐ 科内のルールが不明確である	委員会，卒後研修センター，医療安全対策室に連絡，相談する

JCOPY 498-14842

③ 医療機器の取り扱い

②と同様です.

④ 輸血

想定される危険は，患者取り違え，血液型誤信が挙げられます．カルテを適時確認しながら，他医療従事者と複数回のチェックが必要です.

これらの業務終了後は，確実かつ安全に行われたか否かを回診します．必ず，直接，患者，看護師に確認します．そのあとはカルテ記載します．万が一，問題が生じた場合でもどのような指示をいつ，だれが実施したか把握できることは非常に重要です.

ポイント5　安全管理

科内システムが構築されていない，担当医師に指摘，検討依頼しても改善されない，あるいは上級医が安心な指導を行ってくれない場合などは，しかるべき手続きを踏んで，自分の身を守ります.

2004年から卒後臨床研修必須化が実施されるようになり，各医療機関では指導体制整備が進められています．その中には研修医に対する安全管理教育の強化も盛り込まれています[3]．院内では，研修医を守るために各種委員会，卒後研修センター，医療安全対策室がありますから，最適な部署に適切に報告・相談するとよいでしょう.

《参考文献》
1) 厚生労働省，医療行為と刑事責任の研究会．医療行為と刑事責任について（中間報告）．2019. https://www.mhlw.go.jp/content/10800000/000580976.pdf.（2022年12月13日閲覧）
2) 廣瀬昌博．特集 医療安全と診療の質 トピックスⅠ インシデント・アクシデントの現状 2. メディケーションエラーの重大性と予防策．日本内科学会雑誌．2012; 101: 3329-85.
3) 国立大学医学部附属病院長会，常置委員会．研修医に対する安全管理体制について（問題点及びその改善策）．2004. https://www.umin.ac.jp/nuh_open/kensyuui.pdf

SURVIVAL

8

上級医との相性が悪いとき，1カ月をどう乗り切ったらいいの？

研修医の回答

本多周次郎

スーパーローテート制度のせいで1カ月に一度，診療科，上級医が変わってしまうのは研修医にとっては大きな悩みのタネの一つだ．自分の性格や能力に合う上級医の先生に当たれば1カ月の研修は実りあるものになるだろうが，もし初対面から自分との相性が悪かった場合，そこから先1カ月の間研修医はどのように立ち回ればよいのか．

自分は幸運にもこれまで相性の悪い上級医と出会ったことはないが，同期の研修医の中では女性の研修医にだけ優しく男性にはとても厳しい上級医や，研修医と全くコミュニケーションをとってくれず仕事も振ってくれず1カ月のローテート中ほとんど放置されてしまったというような話をしばしば聞く．上級医との関係が悪いまま過ごす研修は辛く，大きなストレスにさらされることになる．もちろん研修医側の態度や仕事への取り組み方に問題があるようなら，そこは直すべきだが，人間同士のことなのでときにはどうしてもウマが合わない上級医の下につくこともあるかと思う．

自分もこれから先そのような相性の悪い上級医に当たってしまったとき，1カ月の研修期間を耐え忍ぶしかないのか，なんとか関係をよくしようと努力すべきなのか，どのように対応すればいいのか正解はわからない……．

JCOPY 498-14842

● 上級医のコメント　　　　　　　　　　増井伸高

　相性の悪い上級医に当たったとき，諦めて思考停止する研修医は「ダメ」です．今回の研修医は「耐える」「関係改善を努力する」と何とかしようという心意気があり「まぁよし」と判断されます．具体的な対応の正解がわかれば「さすが」に昇格です．

　相性の悪い上級医はいるものです．わたしが研修医から相談を受けた経験では次の３つのパターンのいずれかに分類されます．
　　① 全然教えてくれない上級医（前述の「放置される」というのに該当）
　　② 診療方針が自分とかなり違う上級医
　　③ 理由が不明だがとにかく相性が合わない上級医
　本項では，このような上級医に当たったときに具体的にどうすればよいか？　その対応方法を考える上での鉄則を解説していきます．

相性の悪い上級医には絶対にいる

　対応法を学ぶ前に，相性の悪い上司は絶対にいると認識することが超重要です．医師は研修医になる前の約20年間を学生として過ごします．この約20年は非常に狭い社会環境での生活です．ほぼ同世代の人間としかつき合いがなく，ときどき部活，塾，バイトなどで別社会に触れるぐらいです．それが研修医になると世代も立場も違う上級医と密に過ごします．これは人生初体験のことです．

　初体験の社会環境ですから，研修医が上司と相性が合わないのは日常茶飯事です．一般社会でも新人社員の約7割が「嫌な上司がいる」という調査結果もあります．つまり相性が合わない上級医がときにはいるのでなく，当然いる（いないほうが稀）と考えましょう．

　ここで次なる問題は，研修医は相性の悪い上司に対応した経験値が圧倒的に少ない（ほぼゼロに近い）ということです．対応法がわからないのは，経験値の問題であり研修医自身の能力とは別の問題です．

　つまりは，相性が合わない上司がいるのが悪いことではないし，その対処法が身についていない研修医も悪いわけではありません．これは社会のしくみから起こる仕方のないことです．この点をまずは受け入れましょう．

初期研修は人間関係のトレーニング期間

　まず初期研修は，相性が合わない上級医に対してどのように対応するかトレーニングする時期だと発想転換します．どこかのローテーション科では相性の合わない上級医に絶対に当たります．その1カ月間は，自分にとって人間関係トレーニングの機会だと考えましょう．これからの医師人生で必要になるウマの合わない上司の対応を身につけるリハーサルだと思ってください．

　このリハーサルは期間限定です．初期研修医はローテーション科が変わるので，1カ月（長くても2, 3カ月）すれば上司・部下関係に終わりがきます．この短い間ならトライ＆エラーを繰り返すことが可能です．もし人間関係の構築に失敗しても，うまくいかない方法がみつかったと前向きに考えてください．どのように過ごしても人間関係の経験値を積むことは自分にとって有益だとマインドセットしましょう．

上級医は変えられない，自分を変える

　どのように人間関係を作り上げればよいのでしょう？　ポイントは一つの鉄則を意識することです．それは「相手を変えることは絶対にできない！　変わるのは自分だけ！」という鉄則です．

　上級医が長期間で築き上げてきた指導方法を1カ月で変えることは不可能です．一方で研修医が自分を変えるのはローテーション期間の1カ月だけでOKです．短い間でいいので自分を変えて相手に合わせるようにします．

　では，これらの鉄則をもとに冒頭の3つのパターンについて具体的な対応方法を解説していきます．どのように振る舞うとよいかチェックしてみましょう．

① **全然教えてくれない上級医**

　上級医があまり教えてくれないと考える研修医は学生気分が抜けていないことが多いです．学校の教師は教えることが業務の10割ですが，上級医は患者診療が業務の10割で，＋αで研修医指導をしています．そのため上級医の中には「見て盗め」という指導方針をとるケースだってあります．「学校教員のように上級医が教えてくれるはず」と考えていれば改めましょう．教師が生徒に合わせて教えるのでなく，研修医が上級医の教え方に合わせるようにしてみましょう．

② **診療方針が自分とかなり違う上級医**

　過去の診療科ではAと指示されたのに，次の診療科でBと指示されることもあるでしょう．ここで「前の〇〇先生はAでした」というのはタブーです．ここでも変

えるのは上級医でなく自分，まずBの指示に従いましょう．

　一旦指示に従って，少し時間をおいてからBを選択した理由を確認します．意外と納得できる回答を聞けることは多いですよ．Bはエビデンスがなくても専門医の間では経験的に成功率の高い方法かもしれません．さまざまな診療科で研修することで，さまざまな診療法を学べるのは初期研修の特権なのです．

③ 理由が不明だがとにかく相性が合わない上級医

　このパターン，研修医はコミュニケーションをとらないようにしていることが多いです．会話を減らし最低限の業務だけこなしていませんか？　この場合はコミュニケーション不足から医療ミスにつながる可能性があり要注意です．

　上級医への声かけが（嫌だな……）（めんどうだな……）と思ったときこそ必ず相談するように自分を変えていきましょう．相性が合わない上司と診療するときでも，密なコミュニケーションをとれば医療ミスは予防できます．

人間関係トレーニングのゴールはどこにあるか？

　相性のよい一部のメンバーとしか仕事ができず，嫌な上司と診療したときに患者さんに不利益が出るようではプロ失格です．働く相手を選ぶ医師は狭い範囲でしか患者さんをよくすることができません．

　自分の気持ちを抑えて，相性のよくない上司と仕事をするのは辛いことかもしれません．しかし，将来どんな上司とでも診療できることが初期研修のゴールの一つです．なにも全員と仲良しになる必要はありません．最低限で医業をこなせる関係を誰とも保つことができれば合格ラインです．

　研修医が1カ月毎に人間関係の構築に真摯に向き合うことは，将来のコミュニケーション力を高めることになります．学生時代には経験しなかった人間関係トレーニング．ここで自分を相手に合わせ変える能力が皆さんの医師人生をよりよいものにするのです．

まとめ

● 相性の悪い上級医（上司）は絶対にいる（いないことはない）．

● 1カ月毎にさまざまな上司とつき合うことは，将来どんな相手でも人間関係を構築して仕事をこなすためのトレーニング期間である．

● 相手を変えるのでなく，自分を変えることが重要．

● 相手によらず医業ができることは，初期研修のゴールの一つである．

Part 2

患者さんとの関係に困ってます！

SURVIVAL 9

患者さんにタメ口で話すのはあり？

研修医の回答

堀井　翼

　患者さんに，ときおりタメ口で話しかける指導医や研修医を見かけることがある．明らかに失礼な態度に見えるときもあれば，フレンドリーでとてもよいコミュニケーションをとれていると感じる場面もある．

　わたしの主観だが，特に認知症状が重い患者さんや意識低下傾向のある患者さんに対して，主にタメ口で話す人達が多いと感じる．少し崩れた会話表現のほうが，患者さんから情報がとりやすいこともあるのかもしれない．

　どう患者さんとコミュニケーションをとるのか悩んでいるときに，ある指導医から，「自分のおじいちゃん，おばあちゃんがどのように扱われたら，気持ちがいいかを考えてコミュニケーションをとることが大事だよ．若い人にタメ口であしらわれている姿を見たらいい気持ちしないよね」とアドバイスをいただいた．敬語で話していたとしても敬意を欠いてはいけないし，タメ口であったとしても親身に患者さんに向き合うこともできる．

　習熟した医師であればタメ口を使用してもいいと思うが，研修医は基本，患者さんに対しては敬語を使用することが無難であると考える．患者さんがどのような状況であっても，常に敬意をもって接していくことが大事であると思う．

● 上級医のコメント　　　　　　　　　　田口博一

「タメ口」は「非敬語体」とも言われ，「敬語」と比較・両極化された「言葉の表現」としてのみ捉えられがちですが，はたして正しい理解なのでしょうか．

本項の研修医の回答に注目してみましょう．タメ口を「明らかに失礼な態度」「フレンドリーでとてもよいコミュニケーション」と感じています．ここは大変に重要な点です．もう少し理解を進めます．

言葉は，4つの要素から成り立っています[1]　表．タメ口は，4要素すべてに関係していることがわかります．

医療現場での言葉の要諦は，敬意をもって，正確にわかりやすく伝えることです．そのためのツールの一つが，タメ口や敬語であると考えます．ですから，認知症状や意識レベルが低下した患者さんに対してタメ口の使用が最善と判断できるのであれば許容できます．

しかし，タメ口を試用する前に，埼玉医科大学総合医療センターで問題となった言葉トラブルデータを提示しますので確認してみましょう．1年間で30件（2021年度）が医務課へ正式に報告されました．その中で，医師が関連した事案は15件，うち11件は研修医が関係していました．詳細は把握できず，タメ口が原因であったかはわかりません．しかし，相手はあなたを研修医として認識しているかもしれません．では，やはり基本的には敬語を使用するのが無難なのでしょうか．

敬語は，相手との距離を保ち，場合によっては遠ざけるために使われる場合もあります[1]．いわば距離の表現であり，会話の間合いです．さらに決まった「型」があります．尊敬語，謙譲語Ⅰ・Ⅱ，丁寧語，美化語です．使用時は，距離と型に留意する必要があり，合致しない場合は，不利に働く要素にもなりかねません．型に

表　言語コミュニケーションの4要素

① 正確さ	必要な内容を誤りなく，過不足なく伝えること
② ふさわしさ	目的，場面や状況と調和するように，相手の気持ちに配慮した言い方を工夫して伝えること
③ わかりやすさ	内容を十分に理解できるように，表現を工夫して伝えること
④ 敬意と親しさ	伝え合う者同士が，互いに心地よい距離をとりながら伝えること

〔文化庁，文化審議会国語分科会．分かり合うための言語コミュニケーション（報告）．2018[1]より作成〕

ついては，文化審議会が示した「敬語の指針」[2] であらためて知識や考え方を体系的に学ぶのもよいかもしれません．

　ほかにも円滑な言葉のやりとりのためのアドバイスやテクニックを以下，列挙します．

① 眼，表情，相づち，声の口調，大きさやスピードを観察しましょう．タメ口で話し始めたときに，相手の目や表情が険しくなったり，声が上擦り，大きく，スピードが速くなったら要注意です．

② 家族などの立ち会い者がいたら，第三者の①を適時，確認するのも効果的です．

③ 同世代しかわからない言葉は使用を避けます．特に略語の多用・乱用には配慮が必要です．

④ 年配者ほど相手に「合わせる」ことができない[1] ことを認識しておきましょう．

⑤ 外国人の日本語学習者の多くは，「です，ます」から学習します[1]．タメ口に慣れていない場合もあります．また，外国語で敬語が存在するのは，韓国語，中国語，ドイツ語，フランス語[3] が挙げられています．敬語そのものの概念のない方々もいらっしゃることも理解すべきです．

⑥ 相手が冷静さを欠いてきたと感じたときに，相関する変化は慎みましょう．より冷静に，素直に悪かった点を確認してみましょう．謝罪すべきことは謝罪します．そしてきちんと修正すべきです．

⑦ 適時，相手の理解を確認しましょう．一方的に話すのではなく，疑問文を活用して双方向的な会話を成立させましょう．「ここまで理解できましたか？　わからない点があれば質問ください」など，すべてを話し切るまでにポイント毎に区切って理解度を確認します．

⑧ 感謝を盛り込みます．「聞いてくれてありがとう」「がんばりましたね．ありがとう」などの感謝の言葉は敬意の表れでもあります．感謝されて嫌な人はだれもいません．

⑨ 文化庁の世論調査[1] では，「ます」を敬語だと思わない人が8割弱いるとの結果が得られています．驚きですが，相手を知る一助になります．

⑩ 自己紹介を忘れずにしましょう．タメ口の前に自己紹介がないことを怒る相手もいます．

JCOPY 498-14842

頭ごなしにタメ口の使用を悪いことと決めつけることは想像力の欠如です．いかなる相手にも変わらぬ敬いをもって話すことができればタメ口は不快を感じる原因になったり，悪い結果を招く可能性は低いと考えます．信頼を得るすばらしい方法の一つになりうるはずです．そのためには，常日頃から話すことに好奇心と向上心をもつことが大切です．

《参考文献》
1）文化庁，文化審議会国語分科会．分かりあうための言語コミュニケーション（報告）．2018．https://www.bunka.go.jp/koho_hodo_oshirase/hodohappyo/__icsFiles/afieldfile/2018/04/09/a1401904_01.pdf.（2022 年 12 月 13 日閲覧）
2）文化審議会，文化審議会答申．敬語の指針．2007．https://www.bunka.go.jp/seisaku/bunka shingikai/kokugo/hokoku/pdf/keigo_tosin.pdf.（2022 年 12 月 13 日閲覧）
3）尾崎喜光．ことばの疑問　外国語にも日本語と同じような敬語はあるのでしょうか．国立国語研究所，ことば研究館．2022．https://kotobaken.jp/qa/yokuaru/qa-160/.（2022 年 12 月 13 日閲覧）

10

重症患者さんの前ではパニックになって，何をすればいいのかわからなくなります．これって経験の差ですか？

研修医の回答　　　　　　　　　　　　　　　　　　　　　　　岩田啓太郎

　重症患者さんを目の前にしたときや，病棟急変が起こったときにパニックになり，看護師さんから「先生，どうしますか!?」と判断を迫られると，さらにパニックに陥るというような事態を研修医なら一度は経験したことがあるのではないか．

　自らを振り返ると，そのような状況では，次に何が起きるのか予測できないからパニックになるのだと思う．わたしはこのような経験を幾度かした中で，全体を俯瞰してみて，その患者さんにとって重要なことの順位づけや，迷わずその順番通りに遂行できるかが重要ではないかと考えるようになった．全体を見渡すことができれば，例えば，気管挿管などの技術が必要なものは慣れている先生にお任せし，自分はバイタルサインに注意しながら，介助に回ることができる．

　そのような順位づけや予測外の事態に備えるためにわたしは ICLS（Immediate Cardiac Life Support）コースや JMECC（Japanese Medical Emergency Care Course）などの標準化されたコースを受講し，予めイメージトレーニングし疑似体験を繰り返している．

　研修医にとって初めてのことは毎日のように訪れるが，指導医が近くにいてくれる今だからこそ，何事も経験として，目の前の患者さんから逃げずに，基本に立ち返り，今自分ができることを全力で行っていきたい．

● 上級医のコメント　　　　　　　　　　坂本　壮

焦るのが当たり前: 経験＋αが大切

　重症患者さんの前でパニックになる，これは当たり前です．救急医のわたしも今でも焦ることは多々あります．まず理解すべきは，パニックになることは自分だけでなく誰もが陥るという点です．パニックになってしまったからわたしは医者は向いていない，そんな風に思ってはダメですよ．

　わたしも焦ることがあると言いましたが，研修医の頃と比較すればその頻度はだいぶ減りました．"経験の差"，これは少なからずあるでしょう．しかし，経験しただけではこの焦りは消えることはありません．その経験から次回に備え対策をとる必要があります．当たり前ですよね．車を運転している人を見ただけでいきなり運転はできません．また，運転をしたことがあるからと言って上手に運転できるわけではありません．走り慣れた道路であれば上手に走行できても，初めての道ではそうはいかないこともあるでしょう．少なくとも最低限の知識と目指すべき点への道筋を理解しなければ到達点へ辿り着くことはできないのです．

　例えば，研修医のみなさんが抗菌薬を投与するために担当患者さんの病室にいる状況を想像してください．その抗菌薬を使用するのは今回が初めてで，投与後5～10分は立ち会うように指導医に指示されました．投与し数分経ったところで患者さんが咳き込み始め，なんだか具合が悪そうにしています．さぁみなさん，どうしますか？

　おそらく落ち着いた状況でこれを読んでいる初期研修医の先生は，「アナフィラキシーね」と即座に認識し，アドレナリンを0.5 mg大腿外側広筋に筋注すればいいんでしょ，そんな風に考えることでしょう．その通りなのですが，それが現場ではどうかと言うと，初めてアナフィラキシーをその場で認識し，アドレナリンを筋注するというのは初めは勇気がいるものです．また，もしそこに自分一人しかいない場合にはどうしますか？　さらに，アドレナリンを筋注したもののなかなか状況が改善しなかったらどうしますか？　ほら，焦ってきたでしょ!?　何が言いたいかというと，誰でも焦る状況というのはあるのです，それを回避するためには実際に経験し，さらにその後起こりうることを想像し対応策を準備しておく必要があるのです．運転をしていても，もしかしたら子どもが飛び出してくるかも，前のトラックの荷台から荷物が落ちてくるかも，などいろいろと予期しながらそのときの対応策

を意識しておくことって大切ですからね.

　ってことで"経験＋α"の"α"は"想像力",これを大切にしてください.「もしも〇〇だったら」と自問自答,さらには研修医同士で事前にイメージトレーニングをしておくとよいと思いますよ.本項の研修医が記載している ICLS や JMECC などのコースを受講するのもおすすめです.しかし,受講しただけではそのうち忘れてしまいますから,ぜひ自分事として捉えるために,いろいろな場面を想像しそのときに備えてください.

"今,何をするべきか"を考え,それでもわからなければ聞く！

　救急患者さんや急変患者さんを診る際に,原因を同定することも大切ですが,今自分が何をするべきかを判断することがより重要です.前述のアナフィラキシー症例であれば,アドレナリンの投与に加え細胞外液を投与したり,バイタルサインによっては酸素投与が必要になるかもしれません.また,自身での対応が難しいと判断したら,すぐに指導医などへ相談する,人を集めることが大切です.自分の能力を過信することなく,今自分が何をするべきかを弾き出し行動すること,これがポイントです.その場であぁでもないこぉでもないと考えていては状態はどんどん悪化していくだけですからね.

　院内急変コールが鳴り慌てて病室へ駆けつけたものの,自分が何をするべきかアタフタしてしまった経験ありますよね.ICLS などのコースを受講し,その際の動き方がわかっているのであれば,自分がやるべき行動がとれるかもしれませんが,そうではない場合には,その場の上級医に何をするべきかを確認しましょう.「〇〇先生,わたしは何をすればよいですか？」と思い切って聞けばよいのです.「自分で考えろ！」,そんな答えが返ってきたら……と不安になるかもしれませんが,急変時には指導医も猫の手も借りたいでしょうから,具体的な指示をしてくれることが多いはずです(たぶんね).わからなかったら聞く,これで OK です.調べてからでないと……そんな時間は急変時にはありません.どうするべきかを悩み呆然とするより尋ねたほうが即行動に移せますからね.落ち着いたら次回に備え勉強です.

　本項の研修医が,「予測できないからパニックになる」だから全体を俯瞰し自分がやるべきことを見い出せばよいと記載しています.それができれば無問題ですが,それすらできずにアタフタ……そんなこともあるでしょう.そんな場合には……前述の通り聞いちゃいましょう.本項の研修医も最後に言っていますよね,指導医が近くにいる今だからこそ,できることがあるんです.

JCOPY 498-14842

足し算ではなく引き算

　急変対応に限りませんが，最悪の事態を想定し行動することを救急医として常に意識しています．例えば，敗血症では，多くの場合には抗菌薬，細胞外液投与で対応可能ですが，中には敗血症性ショックへ陥り，ノルアドレナリンなどのカテコラミンが必要な症例もあります．また呼吸状態も悪化し気管挿管，急性腎障害を認め透析が必要になることだってあります．さらに尿管結石や総胆管結石などによる閉塞機転が存在する場合には外科的な処置が必要になることもあるでしょう．このようなことを，その都度介入しながら考察しアクションを足していくのもよいのですが，慣れないうちは起こりうる最悪の事態をすべて想定し，そこから引いて対応するほうが取りこぼしなく対応ができると思います．急変時や重症患者さんの対応の際には，焦るがゆえに，また場が混沌としているがゆえに，あとで振り返ると「なんであんなことをしてしまったんだろう」と思うようなエラーが起こるものですから．うまくいった症例はそのまま振り返ることは少ないかもしれませんが，ぜひそのような場合にも「もしこれでうまくいかなかったら」と考え，プランAだけでなくB，C，Dを考える癖をもっておくことをおすすめします．

　重症患者さんを前に落ち着いて対応している指導医も，実は内心ヒヤヒヤしているものです．しかし，経験だけでなく，自身でイメージしていた最悪の事態よりはまだまし，さらにはプランを複数もち合わせているがゆえに，みなさんよりも少し落ち着いているだけです．一歩一歩それを目指していきましょう．

手を尽くしても担当の患者さんが亡くなっていく姿を見ると，無力感を感じて落ち込みます．よい切り替え方は？

研修医の回答
岩田啓太郎

　救急科，集中治療研修を通じて，重症患者さんがよくなる経験も数多くあったが，現代の医学ではどれだけ全力を尽くしても，どうすることもできない患者さんとその家族の悲しみを目の前にしたこともある．

　救急や集中治療は命を救うことが目標であり，その目標に対してスタッフが全力を尽くした結果，救命できなかったのであれば仕方がないと思う．一方で，最後の時間に向けてここまで頑張った患者さん本人と，その家族に何か治療とは異なる介入ができなかったかと数日間は落ち込むことがあった．

　医療者として，大切な家族を失うという事実で傷ついている家族の心を少しでも癒すためにできることがあるはずで，できることを探さなければいけないと思う．わたしは，救命が難しいと判断した段階で残される家族に研修医として何ができるのか，まだ答えはない．

　医師として，本人とその家族に残された時間の中でどのような場を提供できるかを考え，優しさと敬意のある行動だけは，決して忘れずに行っていきたい．そのような行動を継続し，同じ体験をした，あるいはしているだろうと思える医療者と話すことが，気持ちの切り替えにつながり，次に出会う患者さんにも全力を尽くすことができると信じている．

JCOPY 498-14842

実際の医療現場では，適切な治療を行っても，期待された効果が得られない場面を経験することが少なからずあります．それが生命に直結する疾患を扱う診療科であれば，できる限りの手を尽くしても，最終的に患者さんを救命することが叶わず患者さんの死に直面することもあります．あるいは，いわゆる終末期と考えられる状態の患者さんを担当する中で，日々近づいてくる患者さんの死に向き合うこともあるでしょう．医師に限らず，多くの医療従事者は「人の命を救いたい」「病気を治したい」との考えをもって，それぞれの職業を目指し，仕事に就いていることと思います．そのため，このように担当患者さんが亡くなっていく姿を目の当たりにすることは，当然つらいことですし，特にまだ経験が十分とは言えない研修医としては，無力感を感じてしまうことも少なくないでしょう．そのため，切り替えるといってもなかなか難しいと感じることは当然だと思います．

　では，上級医になればそういうことは全く平気になるのかというと，もちろんそんなことはありません．ある程度の時間，ともに治療を継続してきた患者さんの死は，十分な経験のあるスタッフであってもつらいものです．また，担当患者さんに想定外の急変が起こり，亡くなってしまうような場面では，なんとかできなかったのだろうか，などと考えてしまうものです．わたし自身の話をすると，以前精神科医でありながら救命救急センターで勤めている時期があり，そこでは自殺企図によって搬送されてくる患者さんの診療を行うことが多くありました．限られた時間でできるだけの介入を行い，自殺再企図を予防するための取り組みを行った上で，患者さんに退院していただくわけですが，稀ではあるものの，その患者さんが数カ月後に再度の自殺企図による心停止で搬送されてくることがありました．そのときの気持ちは何とも言い表しようがありませんでした．また，緩和ケア領域の医療者を対象として，患者さんとの死別体験が医療者にどのような反応をもたらしたかを調査した研究によると[1]，医療者は「申し訳なさ」「無力感」「喪失の類似体験（例：亡くなった患者さんが自身の親と同じ年代で重ね合わせてしまう，など）」「不安感」などの感覚を呈することが明らかにされています．

　よって繰り返しになりますが，担当患者さんが亡くなっていく場面で無力感を感じたり，気分が落ち込んでしまったり，ということは自然なことですし，決しておかしなことではありません．そのような中で，本項の研修医のように，患者さんそ

して家族に対して何ができるだろうと考える姿勢はとても大事だと思います.

　具体的に，患者さんやご家族に対して，われわれにできることを考えてみましょう．まず患者さんに対しては，最善と考えられる治療を遂行することはもちろん大事なことと言えるでしょう．しかし，実際「死」が近づいている患者さんを診療していると，患者さんのさまざまな感情や苦しみに触れることがあり，それに向き合うことが難しいと感じることがあるのではないかと思います．例えば，怒りや悲しみを表出してくる患者さんもいれば，心を閉ざしてしまうような患者さん，何かしらつらい身体症状で苦しんでいる患者さんなど，さまざまです．そのような患者さんを担当していると，毎日ベッドサイドに赴くことに対して気が重いと感じることもあるでしょう．研修医の立場でできることはそう多くはないかもしれませんが，患者さんの訴えに真摯に耳を傾け，傾聴する姿勢を示すことはできるのではないかと思います．ときには患者さんが何も語らず沈黙が続いてしまうシチュエーションもあると思います．このような場合は，無理に話題をみつけて会話をしようと焦らなくてもよいと思います．聴診器を当てるなどして，診察という行為を行うことでコミュニケーションをとる，という形も一つの方法だと思います．また，患者さんがお亡くなりになる場面では，ご家族に対するケアも大事になってくるでしょう．特に，重症外傷や院外心停止などで初療室に搬入され，そのままお亡くなりになる症例のご家族は，あまりの突然の出来事のために状況を受け止めるのが困難になっている場合が少なくなく，のちの悲嘆反応の現れ方に影響を及ぼすことも少なくありません．このような場面で，どのように医師として振る舞い，患者さんの死をご家族に伝えるか，という点も押さえておくとよいと思いますが，この点については文献2を参照してください.

　次に，われわれ医療者は，担当患者さんが亡くなっていく，あるいは亡くなった際に無力感などを感じた場合，どのように対処するのがよいのでしょうか．先ほど示した調査研究では[1]，医療者が患者さんの死別にどのように対応しているかも明らかにしており，主な対応として，①患者さんと心理的な距離感を保つ，②同僚と語り合い肯定的に受け止め合う，③患者さんからの学びを仕事に活かす，④（死別により起こる感情を）自覚して揺れ動く，といったものが挙げられています．①はあくまで極端に距離を置く，ということではないことに留意しましょう．医師として経験を重ねていく中で，患者さんの死別に自身が引っ張られすぎないような距離感を身につけていくのだろうと思います．②③については，本項の研修医が示したものですね．同僚とつらさを分かち合い気持ちを整理したり，今回の経験を次に担当する患者さんの診療に活かせるとよいと思います．また，④のように，死別によ

JCOPY 498-14842

って起こる悲しみなどを自覚し，それを受け入れるという方法も決して悪いわけではありません．思い入れの強い患者さんがお亡くなりになったときには，数日かけてそのつらい気持ちを一旦吐き出してしまうのも悪くないのではないかと思います．そういう日はなるべく仕事を早めに終わらせて病院を出て，できればおいしい食事を摂り早めに休むことも大事かもしれません．こういったときは注意力や集中力がおろそかになり，だらだら仕事をしていても普段では考えられないようなミスをしてしまうこともあります．そのため，一旦スイッチをオフにしてしまってもよいのではないかと思います．実際の経験豊富な医療者は，担当患者さんがお亡くなりになるときに，これら①〜④の対応のいずれか一つだけを実行しているわけではなく，担当した患者さんとの関わりの程度によって，これらの要素をうまく組み合わせて対応しているのではないかと思います．患者さんの死を受け止めるというのは簡単ではないと思いますが，その方法が決して一つだけしかないわけではないことを覚えていてほしいと考えています．

《参考文献》
1）林 寛之．ER での悲しい出来事 Part 2 Grieving in ER 〜悲報の秘法：救急室で急死した患者の家族の正しい対処法前編〜．レジデントノート．2016; 18: 1925-36.
2）金子絵里乃．緩和ケアにおける援助者のグリーフとその対応—職種間の共通性とソーシャルワーカーの特有性．社会福祉学．2016; 56: 68-81.

SURVIVAL 12

患者さんからの質問に自分一人では答えられないときは，どうすればいいの？

研修医の回答

大場暖子

　上級医が外来や外勤で不在のとき，もしくは朝回診前に様子をうかがうとき，またはそれ以外のときにでも，患者さんにわれわれ研修医が一人で会いにいくタイミングは結構あるものだ．そういったときに，現在の治療内容や今後のことについて，質問をもらうことは多いように感じる．それが自分の知識で答えられる質問内容ならばいいが，全くわからなかったり，不用意に答えるとよくない結果を招きそうな質問の場合もある．そういったときは「申し訳ありませんが，今はちょっとわからないので一度○○（上級医の苗字）に確認してきますね」と素直に答えることにしている．時折「答えられないのか，こいつ頼りないな」と言いたげな視線をもらう場合もあるが，間違った回答をして後々トラブルを招くよりは，よっぽどいいと考えている．そしてその場を去ったあと，自分なりに調べて考えて，上級医の先生に「先ほど○○さんからこういった質問をいただいて，自分ではこうだと考えたのですが……」と伝える．そうすれば，たいていの場合は回答が返ってくる．かつ夕回診などで上級医の先生がその患者さんに「今日研修医の先生に質問してくれた件についてなんですけど……」といった具合に，代わりに答えてくれて解決することが多い．わたしはそういった方法で乗り切っている．

JCOPY 498-14842

● 上級医のコメント　　　　　　　　　　　　　　中村元洋

　誠実な対応だと思います．自分一人では答えられない質問を受けたときに，適当な返事してお茶を濁すことは患者さんに対して失礼です．

　本項研修医の回答にあるように：

- 自分なりに調べて考える
- 上級医の先生に「先ほど〇〇さんからこういった質問をいただいて，自分ではこうだと考えたのですが……」と伝える．そうすれば，たいていの場合は回答が返って（くる）

　　→これらの対応は素晴らしいです．

- 「答えられないのか，こいつ頼りないな」と言いたげな視線をもらう

　　→アンコンシャスバイアス（無意識の思い込み）[2]かも？　また今回の質問に対してではなく，普段からの関わりの積み重ねで「頼りない」と思われている可能性もあります．自分を振り返り，その患者さんとの今までの関わりを顧みて，なぜ自分が「頼りないと思われている」と感じたのかを分析してみると，何かわかることもあるかもしれません．

- 上級医の先生がその患者さんに「今日研修医の……」といった具合に，代わりに答えてくれた

　　→この対応をさらに進めるとよいかもです．

　例えば，質問を受けた患者さんのところへ上級医とともに再度伺い，自分で調べた内容や上級医とのディスカッションで導き出した答えを自ら伝え，上級医に足りない部分を追加してもらったり，間違っている部分を修正してもらったりする．これを繰り返す．

　このことで，よりコミュニケーション能力アップ．「間違った回答をして後々トラブルを招くよりは……」と自信がなかった自分から自分なりの返答ができる自分に変わっていけるはずです．

　答えられない質問だな，と思った際でも質問の内容を取り違えているだけのこともあります．また相手の質問内容と，最初に自分が「このような質問だな」と思った内容に齟齬があることがあります．こちらは関係構築の上でトラブルになるので，「答えがわからないな」と思った質問でも，相手の質問内容をよく聞き，自分の中で消化し，相手が聞きたい質問内容であることをしっかり確認することが必要

です.

- 相手の言っていることを理解するには……相手のことを理解する
- 相手のことを理解するためには……相手に興味をもつ
- それがうまくなるためには……普段から人に興味をもつ，人と関わる機会を多くもつ，でしょうか．

　研修で忙しいみなさんですが，研修医仲間だけでなく先輩方や後輩達，医師以外の看護師さんや技師さん，事務の方々，患者さん，他院の人，そして他職種の人，いろいろな人と関わる機会をもってください．

　真面目な話であれば学会発表やセミナーに積極的に参加．休日にいつもの仲間だけでなく普段会わないような人達と関わる機会をもつ．彼氏・彼女を作るために頑張る，でもよいのです．仕事の休憩中でも，患者さん待ちの時間でも，ふとした雑談で自分の参考になる話が聞けることも多々あります．

　人との関わりが得意になることは，一医師，一臨床医としてとても強力な武器をもつことになります．今，すでに「人との関わりが得意」と感じている人は，さらにそれを伸ばしてください．「苦手」な人は，少しでもそれを克服することで，違う世界が見えてくると思います．

　みなさんはいずれ，上級医に聞くことができない状況になり，さらには，「一医師」では解決できない状況（医療では解決できない問題が主）になることが出てきます．その際でも誤魔化さずに，自分で最大限できうる対応をして（できる限り調べる，可能な限り聞くことができる相手を探す．上級医ではなく同期，もしくは後輩かもしれません．医師ではなく他のパラメディカル，事務，その他の業種の人かもしれません），患者さんに対応すれば，その姿勢は伝わるはずです．トラブルに巻き込まれることから逃れるためにも大切です．

（参考）コミュニケーションとは，
　　① 関わる力　　② 聞く力　　③ 伝える力
　上記3つの軸となるのが，礼儀正しさ．「挨拶」「言葉遣い」「服装，身だしなみ」「順序・席順」「姿勢・態度」，この5つができて初めて「礼儀正しい」となります．

《参考文献》
　1）朝倉千恵子．コミュニケーションの教科書．フォレスト出版；2013.
　2）戸田久実．アサーティブ・コミュニケーション．日経文庫；2022.

JCOPY 498-14842

13

患者さんが怒っているときのよい振る舞い方って何？

研修医の回答

大場暖子

病院はストレスが溜まる！

スタッフの対応が悪い，治療について説明が足りない，聞いていた内容と違う，用があって呼んだのに来るのが遅い……等々，さまざまな理由で患者さんが怒りを爆発させることがある．

説明不足や業務上のミスなど，明らかにこちらに非がある場合は素直に謝っている．加えて，自分は傾聴に徹して乗り切るようにしている．

以前，手術後の痛みに耐えられず，もともとの気質もあって術後に怒り狂っていた患者さんを担当したことがあった．その方に，術後の痛みの件から始まり，日常生活や趣味の話など，2時間ほどひたすら傾聴に徹したことがある．すると，こちらが拍子抜けするほど機嫌がよくなり，最後にはニコニコ笑顔で「先生にはお世話になりました」と言葉までかけてもらい，爽やかに退院していった．傾聴の力ってすごい……と思い知ったものである．でも，傾聴はストレスになることもあったり……．

せん妄や認知症の進行，はたまた精神科疾患など，医学的対応が必要な場合は薬剤・リハビリ・精神科医の先生の力を借りている．

この対応，どうでしょうか？

JCOPY 498-14842

51

適切な対応だと思います．こちらに非があるのなら謝罪は当然です．それでも怒っている人は傾聴しましょう．傍ら，医師として，怒っている人の医学的な原因を探るのが大切です．

　怒る人の原因は，以下に分類されます．

　　① 身体疾患や薬物の影響

　　② 精神疾患

　　③ 性格

　最初に①として捉え，次に②→③の順に原因を検索します．①による興奮は意識障害です．②と③の見分けは難しいですが，②で興奮しているときは疎通が不良であり，問いかけても的を射ない会話になることが多いです．③で興奮しているときは会話は成立します．具体的には，「怒っている原因を教えていただけませんか？」と問診しましょう．ここで問診内容を捉えた返事があれば，②か③の可能性があります．

　問診の例：「怒っている原因を教えていただけませんか？」

　　(1)「ぐわー．わー」

　　　→意識障害により会話にならない

　　(2)「お前は知っているだろ」「殺そうとしているだろ」「関係ねーよー」

　　　→問診の内容は捉えているが，的を射なかったり，被害的だったり，感情の
　　　　抑制ができなかったりする会話

　　(3)「責任者を出せ」

　　　→会話は成立する

　(2) と (3) で迷ったときは，(2) とします．(2) は一見会話が成立しているように感じても，話を聞くにつれどんどん了解できなくなっていく特徴があります．患者さんに謝罪しながら，(1) であれば意識障害の原因検索を行い，(2) であれば精神科医に相談しましょう．(3) も精神科医に相談します．その上で精神疾患ではないとされ，怒りの程度が原因に対してそぐわない場合，指導医や施設の医療安全管理者へ対応を相談しましょう．医療化するより，警察対応が適切であることもあります．特に怪我を負わされる（暴行罪：刑法第208条，傷害罪：刑法第204条），物を壊す（器物損壊罪：刑法第261条）のは警察に通報する絶対適応です[1]．

JCOPY 498-14842

本項の研修医の行う謝罪と傾聴は素晴らしい技術で，(1) ～ (3) すべての患者さんに使えます．謝罪は，患者さんの望むサービスが受けられなかったことに対して行います．自分目線では考えず，医学的に正しいかどうかということは置いておきましょう[1]．傾聴については，本項の研修医は達人ですね．ただしストレスになるとも言っているように，傾聴は正しい訓練を受けていないとかなり疲れます．患者さんがよけいに怒ってしまうこともあります．傾聴のポイントは受容して共感することですが，「わたしにはそう思えない」と私情が入るとうまくいきません．このようなときは，別の人に対応を代わってもらいましょう．傾聴など，いわゆるカウンセリングの副作用というのは大きく，する側もされる側もいったん受けるとなかなか消えません．

　怒っている原因に医学的な対応が必要なときは，先述の (1)(2) の対応と同じことをします．特にせん妄，認知症，精神疾患で悩んだときは，まずは意識障害の有無を確認しましょう．具体的には「100 から 7 を順番に 5 回引いてください」と問診します．せん妄は意識障害ですが，中核症状は注意障害です[2]．そわそわして問診に集中できない，質問内容を忘れて聞き直す，ぼんやりして反応が遅い，などあれば意識障害を疑いましょう．意識障害のある精神症状はせん妄であり，身体疾患です．次に知的能力を調べましょう．同じく「100 から 7 を順番に 5 回引いてください」と問診して，答えを間違える，答えが出るまでに別の話をするなどあれば知的能力の低下を疑います．知的能力に問題があれば，認知症か精神遅滞です．意識障害なく，知的能力にも問題なければ精神疾患の可能性を考えるようにします．

　怒りを含め，あらゆる精神症状を常識の範疇でなくきちんとした医学の知識で捉えるようにすると，ストレスは溜まりにくいこともあります．その一方，医師の接客業の部分に慣れるまでは時間が必要で，これには患者さん目線で考えることを訓練していきましょう．身だしなみを整え，笑顔で接し，挨拶をすることは仕事をスムーズにするかもしれません．それでも患者さんの怒りに心が耐えられなくなったら，患者さんから離れるのも一法です．

《参考文献》
　1）林　寛之，編．救急で魅せる　問題解決コンピテンシー．治療．2021; 103: 578-84.
　2）井上真一郎．レジデントノート「せん妄への不安，解決します！」Vol.5，［総論］せん妄の3因子とアプローチ（後編）．m3.com 2020 年 10 月 6 日．

SURVIVAL

こちらが若いので，患者さんが明らかに不信感をもっています．そんなときどう対応する？

研修医の回答

佐藤みのり

　研修医が患者さんやその家族から，「この先生本当に大丈夫かな……」と不安な目で見られることは決して珍しくない．ときには，はっきりと「若い先生で大丈夫ですか？」とか「ベテランの先生はいるんですか？」といった質問を投げかけられることもある．

　このような場合はまず，わたしは正式に医師国家試験に合格し，医師免許をもった医師であることをお話しすることにしている．その上で，自分には経験豊富な上級医がついており，一緒に診療をするということも必ず伝えている．ここまでお話しておくとほとんどの患者さんは納得して診察に協力してくださることが多い．ときにはそれでも不信感を拭いきれない方もいる．その際は諦めて，速やかに上級医を呼びにいくことが多い．粘りの足りない研修医と思われることもあるかもしれないが，トラブルが起きるよりはるかにマシと考えている．ちなみに，わたしは夜間当直では自分が研修医であると積極的には伝えないことが多い（聞かれた場合はもちろん正直に答えるが）．上級医が近くにいないこともあり，人手も少ない中でトラブルが発生した際に対応に困ると考えてしまうためだ．

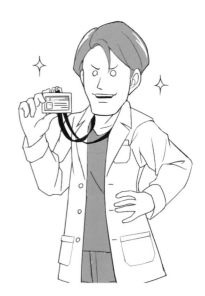

● 上級医のコメント　　　　　　　田村謙太郎

　素晴らしい対応です．当たり前のことですが，医師国家試験を合格したみなさんは正々堂々と「医師の誰々です」と自己紹介して何ら問題ありません．また一方で，患者さんやご家族から「研修医なんですか？」と聞かれたら，やはり堂々と「はい，研修医です」と答えてください．取り繕う必要もなければ，嘘をつく必要もありません．もしそのとき，患者さんやご家族が不信そうにしていると感じたら，大きな声で堂々と「今日は指導医の誰々先生と一緒に診察をさせていただきます．よろしくお願いします」と挨拶しましょう．大事なことは"研修医として"堂々とまた真摯に患者さんに向き合う姿勢を見せるということです．

　あるとき，寺澤秀一先生が"メディア力"について話しておられたのを聞いたことがあります．飛行機で急病人の診察をした寺澤先生が病歴と診察を駆使し自信をもって診断を告げたのに，具合が悪くなった乗客もまた周りの航空会社スタッフも全然信用してくれない．そう言えば，その日はプライベートの旅行で髭も剃っておらず，服装も非常にラフな格好だったと．そこで寺澤先生は"大学救急部教授"（当時）という肩書が書かれた名刺を患者さんに渡したところ，それなら！　と安心してもらえたという逸話でした．

　このメディア力とは「何を言うか，ではなく誰が言うかに意味がある」ということです（つまり，あまりにも医者らしくない格好をしていた寺澤先生は信用してもらえず，大学の救急部教授という身分を明かして初めて信用してもらえた，ということですね）．

　ご相談の状況に照らして言えば「自分が他人にどう見られているか？　患者さん，ご家族にきちんとした研修医らしく見られているか？」が大事だということです．「研修医が何を言うかは信用してもらえず，ベテラン医師が言うことは信用してもらえる」というのは確かにその通りです．しかし，研修医である今のあなたにとって大事なのは"どんな研修医として患者さんやご家族に見られているか"というメディア力です．身なりや服装は研修医として相応しいでしょうか？　話し方，問診の内容はどうですか？　患者さんの前に立つまでに毎回確認すべき問診項目（主訴，現病歴，既往歴，薬歴，アレルギー歴，社会歴，家族歴，システムレビュー）の質問はちゃんと頭に入っていますか？　医療のプロとしてスラスラと問診しているでしょうか？　身体診察のマナー，手技は練習して身についているでしょうか？　こ

の機会に是非そうした準備がきちんとできているのかと自問してみてください（ちなみに竹村洋典先生らが三重で行った研究では，医師の服装として白衣のボタンを留めていることが信用される医師として影響が大きい服装だということがわかっています．一方，スクラブ姿の医師は信用されにくいそうです）．

　あなたが自信をもって自分は患者さんやその家族に"きちんとした研修医"と見られているはずと思えるなら「この研修医の先生はちゃんと勉強し準備ができている．そして自分を，自分の家族を，ちゃんと診てくれている」と患者さんやご家族に感じてもらえているはずです．そして，こうした"きちんとした研修医"として見てもらえているならば，"研修医に対する不信感"というのは自然と拭い去られていくはずなのです．

　われわれ医師の仕事というのは，ベストの治療を提供できたとしても，患者さんが100％元気になって，にこにこと退院してくれるとは限りません．つまり，治療の結果が患者さんやそのご家族に満足してもらえない可能性が常にある仕事と言えます．嫌な言い方をすれば，常に訴えられる危険性をはらんだ仕事なのです．訴訟ばかりに苦しめられるような医者人生ではきっと楽しくないですよね．では，どうしたら訴訟に巻き込まれない医師になれるのかを考えてみましょう．きっとそれはただ単純に正しく診断・治療ができるということだけでは足りないのです．

　実は医療過誤の多くがなぜ裁判沙汰に発展してしまったのかというと「この医者は気に入らない！　こいつは嫌いだ！」と患者さんやご家族に嫌われていた，不信感をもたれていたという点に遠因があるのです．患者さんやご家族が治療の結果に満足できなかったとき（それがベストの治療を施された結果であったとしても），訴訟にまで発展してしまうというのは，その根本に"嫌な医者"と思われてしまっていたという気持ち・感情の問題があるというのです．

　あなたが心配していること，つまり"自分は頼りない医師に見られているのではないか"という不安は実はすべての医師にとって非常に大切なことなのです．それは医師として患者さんやご家族にどう見られているのかという"メディア力"を意識しながら働いているかという問題です．長い医者人生を不必要な医療過誤訴訟に巻き込まれることなく送るためにこうしたメディア力という視点をもっておくことが重要なのです．

　でも今回のような不安をもっているあなたはきっと大丈夫．研修医として今まで以上にはつらつとした真摯な診療態度で毎日患者さんの前に立ってください．そうして患者さんに好かれる研修医になってください！　それがあなたの不安を解消する特効薬になるのです．そして指導医達はあなたのような研修医を応援していますよ!!

JCOPY 498-14842

《参考文献》
1) 山田ズーニー. あなたの話はなぜ「通じない」のか. ちくま文庫; 2006.
2) 寺澤秀一. 話すことあり, 聞くことあり―研修医当直御法度外伝. シービーアール; 2018.

急いでいる回診や外来で患者さんの話が明らかに長いときってどうすればいいの？

研修医の回答   佐藤みのり

　急いでいる回診や忙しい外来に限って患者さんのお話が長くなってしまう……研修医あるあるだ.

　わたしは回診では話を聞きながらだんだん後退し，少しでもキリのいいタイミングが来たらすぐに「失礼します」と言って病室のカーテンの外に出てしまうことが多い. 頻繁に乱用することは望ましくないのだが，あまりにも長い世間話が始まってしまった際は申し訳ないがそうさせてもらっている.

　病歴聴取が重要となる外来でもこのようなことはよくある. しかし，関係ないことをただただ聞いていても時間がかかってしまう上に，かえって情報収集が難しくなってしまう. わたしは失礼にならないように気をつけながら，「一度お話をまとめさせていただいていいですか？」と割り込むことが多い. そうすると，とりあえず一度はお話を止めてもらえる. それでも，救急外来で一度だけ，どうしても話が止まらない方を前に「救急車が来そうなので少し失礼します」と退席したことがある.

　患者さんとのコミュニケーションが重要であることは重々承知ではあるのだが，他の業務とのバランスを考えるとこのような対応をとらざるをえないことがよくある. 上級医はどうしているのかいつも気になる.

これはぜんぜんダメですね．まず先生は，患者さんの話をちゃんと聞こうとしていますね．ちゃんと通じ合おうとしている．通じ合うと信じているからこそ，短く話を終えることに幾ばくかの罪悪感のようなものを感じるわけです．わたしなど，そもそも患者と通じ合おうという気概がないから，話を短く終えるということになにも感じないです．

　これは，わたしの上級医ゆえの傲慢な考えでしょうか？　そうは思いません．それよりも，人とそんな短時間でわかり合えると思っていることのほうが傲慢だと思います．先生は今までの人生で，話をわかってあげる・わからせてあげるということに恵まれて生きてきたのです．この世の中にはいろいろな人がたくさんいて，わかり合えないのが普通です．ましてや関わりがまだ浅いような他人となら尚更です．

　どうせどうやってもうまくいかないのですから，いろいろなやり方を試してみてください．たとえば「先制法」です．これは逆にこちらが出だしから相手に一切隙を与えずマシンガントークをかますやり方です．入院患者さんの回診でしたら，

　「おはようございます！　あ，あー‼　今日はめちゃいい顔してますね～いい！なんかすごく顔色がいいですよ．そういえばですね，今朝の血液検査もけっこうよかったですよ．さすがですね～どうりで．いや～よかった～．あーでもどうしようかな．入院のときに肺炎の範囲が広かったからもう少し入院してましょうか．ずっとベッドに安静にしてなくてもいいですから．そういえば昨日いらしていたのは娘さんですか？　お嫁さんですか？」

と，こんな感じです．ずっとしゃべってみてください．そうすれば特に口は挟んでこないと思います．相手の話を途切れるのを探すとかそういう甘いことを言っている場合ではありません．ガンガンいきましょう．また，最後を質問で終えずに，すぐ聴診をするという手もあります．聴診をするときは黙っていただかないと聴こえないですからね．

　ええ？　それじゃあんまりだ？　話がわからないとか，聞かないとかそんなのひどい？　そのように言うんでしたら話くらい聞いてあげてくださいよ．別にちゃんと聞かなくても，「あーそれは大変ですねえ」とか言って少し聞いていれば終わりま

すよ．急がば回れです．話を聞かずに話を聞けばいいんです．

　あとは外来ですね．病歴聴取，情報取集．先生は非常に真面目ですね．ただ，普通にやっていたら忙しい外来で病歴聴取とか情報収集なんてそんなちゃんとうまくできないですよ．これも，ちゃんとやろうとするからフラストレーションが生まれるのです．そもそも初回の面談では「あ〜それは大変ですね」「いや〜それは辛いですね」「えー！　それはしんどかったですね！」とか適当にしゃべって，とりあえず「このあとちゃんと診ますよ」ってことを態度で表明すればいいだけです．大まかに聞いて，身体診察もやりたい所見だけ取って，患者さんからご用事やご心配を聞いてひとまずの落とし所を探してあげてください．その後で，また語っていただければよくて，その段になって得る情報はなかなか重要で質が高いですよ．次の図をみてください．

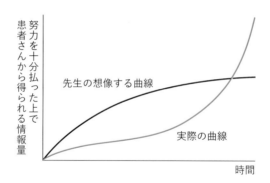

　まず先生は，面談の初め，頑張ればそれだけ情報量が比例して増え，あまり時間をかけても得られるものは増えず時間をかける意味はないと思っているかもしれませんが，実際には違います．むしろ「努力とそれに払う時間」とは裏腹に，得られる情報は特に序盤戦は伸びてきません．
　かと言ってその努力が無駄だと言っているわけではありません．情報は，時間を費やして繰り返して得るものであって，一気にたくさんの情報を効率よく得ることを目指しすぎなのです．つまり情報収集の当初に多くの情報を得たいという期待をしなければいいのです．「いずれわかる」と思ってゆったり接していればいいだけです．むしろ患者さんから嫌われないような努力が必要だと思います．患者さんから嫌われたらそこで終わりです．

JCOPY 498-14842

一度話をまとめる？　先生はなにをそんなに焦ってるんでしょうか．そんなタイプの病歴聴取を習ったんですか？　話くらい先生が，先生の脳の中だけでまとめましょう．日頃から物事を5-7-5あるいは5-7-5-7-7でまとめる癖をつけていないから，そうやってまとめられないみたいなことを患者さんのせいにするのです．ふんわりまとめればいいのです．

　患者さんが実は認知症ではないかという考え方があるかもしれませんが，そんなことは考えなくていいです．だいいち，話が通じないからと言って認知症かもなんて考えるのは，医者どうこうの前に人として相手に失礼です．

　患者さんは医療のど素人です．うまく話せないし，一つのことを言おうとするのに謎にたくさんしゃべったり無駄なことを語ってきたりするのは当然じゃないですか．もし，それでもいざ話が終わらない患者さんにイライラするのだとしたら，やはり先生は患者さんとわかり合えるのだと信じているのだと思います．そうそう人わかり合うことなどできない，と強く意識すれば少なくともわかってもらえず悶々とするという感情は少なくなっていきますよ．

　この距離感のようなものが患者さんとの間（あわい）の中で形成されたとき，われわれ臨床医の仲間入りです．臨床医は患者さんと寄り添ってはいません．むしろ逆で，適切に遠ざけ，距離を取っているのが臨床医です．いろいろぜひ試してみてください．応援しております．

医師生活に困ってます！

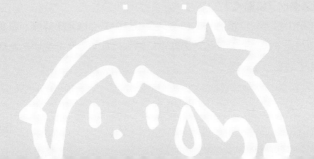

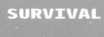

ローテーション初日，何もわからない！どうすればいい？

研修医の回答

浅野茉莉香

ある診療科のローテーション初日．

看護師「○○さんの△△はどうしますか？」

わたし「指導医に確認してまたお伝えします」（えっと，まず○○さんは誰？　カルテ見るか．あと△△って何？　指導医に聞いてみよう．あれ？　指導医今日外勤だった…….　同じチームの先生に聞こう．あれ？　チームの先生って誰だろう？　まだ確認してなかった…….）

と，初日はたいていこんな感じだった．その場しのぎの返事はしてみるが内心ハテナだらけだ．ローテーション先が変わるとそれぞれの診療科の知識はもちろんのこと，先生や他の医療スタッフの名前や顔，病棟ルール，物品の場所もまた一から覚え直しである．何も意識しなくても数日で慣れるだろうが，1カ月のうちの数日間というのは貴重である．少しでも早く働きやすくするために，わたしは"疑問の内容に合わせて周りの人にたくさん聞く"ということをしている．

① **同期や先輩研修医に聞く！**

研修医としての立ち回り，指導医のキャラクター，病棟の雰囲気などを研修医同士でよく共有していた．事前に情報を聞いておくことで準備ができるため，すんなりと初日を迎えられる．また，ローテーション先が変わると人も場所も新しい環境になるので少なからず気疲れするが，同じ境遇を共感し合ったりグチを言い合ったりしてストレス発散になる．

② **上級医に聞く！**

当たり前だが診療上の疑問は上級医に聞くのが間違いない．

③ **医療スタッフに聞く！**

長年その診療科に携わっているスタッフの方々は臨床経験が豊富だ．医師とは違う視点での話も聞けるため非常に勉強になる．手の空いたときを見計らって教えてもらっている．

JCOPY 498-14842

● 上級医のコメント　　　　　　　　　　黒木雄一

　わたしは，救急医であるのと同時に，災害時医療支援チーム（DMAT: Disaster Medical Assisstance Team）の隊員として活動しています．DMAT活動の一つに，被災地の災害拠点病院にDMAT活動拠点本部を立ち上げ，全国から集結するDMATを指揮して，管轄する二次医療圏の医療施設を支援する作戦を考えるという仕事があります．本部の立ち上げの際に行うべきことは，"HeLP SCREAM"という標語によりチェックリスト化されています．すなわち，<u>He</u>llo，<u>L</u>ocation，<u>P</u>art，<u>S</u>afety，<u>C</u>ommunication，<u>R</u>eport，<u>E</u>quipment，<u>A</u>ssessment，<u>METHANE</u>です．多少のこじつけ感は否めないのですが，このチェックリストは，みなさんが新たな科でローテーションを開始する際に参考になると思います．それでは，一つずつ解説していきましょう．

① Hello：挨拶

　DMAT活動では，本部を立ち上げる災害拠点病院の病院長などに挨拶することを指します．

　新たな診療科のローテーションが始まる前（金曜日）に，診療部長と看護師長に挨拶しておきましょう．自己紹介させられる可能性に備えて，挨拶の言葉を考えておきましょう．自分の趣味，長所，短所，志望科などです．趣味はラーメン屋めぐりあたりが無難です．たいがい，どこの科にもラーメン好きの先生がいるので，誘ってもらえるかもしれません．長所，短所の例としては，「長所は熱い心をもっていることで，短所は熱苦しいことです」「長所は集中力で，短所は周りが見えなくなるときがあることです」なんかがいいと思います．ローテーションする診療科が自分の志望科である場合はおおいにアピールしていいのですが，志望科でない場合は，たとえ志望科が決まっているとしても，それを言わないほうがいいでしょう．「外科系志望です」「志望科は考え中です」などとぼやかしておくのが無難です．

② Location：場所の確保

　DMAT活動では，本部と待機部屋の確保を指します．

　ローテーションの開始の際にどこにいけばいいのかは必ず確認して，遅刻しないようにしましょう．新たに回る診療科の主戦場を確認しておきましょう．手術室なのか，カテ室なのか，病棟なのか，外来なのかなどです．休憩場所も確保しておきましょう．

③ Part: 役割分担

DMAT 活動では，本部長のもと，副本部長達が，①DMAT 指揮，②搬送調整，③医療ニーズ把握，④ロジスティック，という役割分担をします．

ローテーションする科によっては，研修医の役割としてのルーチンワークを課している場合もありますので確認が必要です．また，診療科内で誰がどのような役割を担っているかを把握しておいたほうがいいでしょう．病院のホームページで上級医達の専門領域を確認しておくといいかもしれません．

④ Safety: 安全確保

DMAT 活動では，周囲の安全状況（道路の寸断，建物の倒壊，浸水状況など）を把握することを指します．

ローテーションの開始にあたっても安全確保が必要です．特に人間関係の安全確保は重要です．心理学者アドラーの言葉に「すべての悩みは人間関係の悩みである」というものがあります．どこの科や病棟にも，たいがいは要注意人物がいます．あってはならないことなのですが，パワハラしてくる人です．そういうスタッフからは避難したほうがいいです．その科をすでに回った研修医からの情報が頼りになります．

⑤ Communication: 連絡手段

DMAT 活動では，衛星回線や無線によって連絡手段を確保することを指します．

まず，自分の連絡先を病院の電話交換の人と病棟に伝えておきましょう．また，最近は，診療科内で LINE をやっていることが多いと思います．もし，診療科の LINE グループがあればつながっておくといいかもしれません．

⑥ Report: 報告

DMAT 活動では，上位本部（災害拠点病院における DMAT 活動拠点本部であれば，上位本部は都道府県庁の DMAT 調整本部）に，本部を立ち上げたという報告をすることを指します．

研修においては，臨床研修センターへの報告になります．ローテーションした証拠として，レポートの提出が求められますので，どのような症例のレポートを書くか考えておきましょう．

⑦ Equipment: 物品

DMAT 活動では，本部活動に必要なホワイトボード，PC，プリンターなどの物品を調達することを指します．

ローテーションを開始するときは，聴診器やペンライトといった基本的診療器具があるかどうか確認が必要です．脳神経系であれば打腱器も準備しておくととも

JCOPY 498-14842

に，使い方の確認もしておいたほうがいいでしょう．

⑧ Assessment：評価

　DMAT 活動では，被災地の状況が深刻なのかどうかの評価になります．

　ローテーションを開始するにあたっては，回る診療科がハードなのかどうかを把握しておきましょう．体調を整えるとか，プライベートな予定を入れないようにするとかを調整する必要があるからです．

⑨ METHANE：現場状況の伝達

　DMAT 活動では，トランシーバーなどで現場の状況を伝える手段として，"METHANE"があります（右側は例文）．

　My call name：こちら〇〇です．

　Exact location：場所は〇〇になります．

　Type of accident：飛行機事故です．

　Hazard：オイル漏れがあり，火災の危険があります．

　Number of casualities：傷病者数はおよそ〇〇名です．

　Emergency services：現場には消防車３台，救急車５台が来ています．

　これはローテーションの開始時ではなく終了時に行うことかもしれませんが，これからその診療科を回る予定の研修医仲間にローテーションがどんなだったかを伝えるための状況把握をしておきましょう．

さいごに

　筆者の専門領域である災害医療と研修ローテーション開始時の心得を無理やり関連づけたことをお詫びします．これを読んで，災害医療に興味をもってくださる方が一人でも増えると幸いです．

SURVIVAL 17

外科志望研修医だけど，外科中心の研修か，ジェネラルな幅広い研修にするか，どちらがいいの？

研修医の回答　　　　　　　　　　　　　　　　　　　　石井挙大

　わたしは志望科としては外科を考えていた．父が外科出身であったことや，手を動かすことは嫌いではなかったことなど要因はいくつかあったが，オペが楽しいなというところが一番の動機だった．

　研修先は大学病院であったが，研修条件に救急科や麻酔科は2カ月ずつ，内科は6カ月以上といったきまりがあり，外科は2年目になってしまった．1年目は内科ばかりだったものの，どの科を回っても自分にとっては面白いな，もう一度回りたいなと思っていた．そしてどの科の上級医からも「もし君が外科にいった場合にはこれに気をつけたほうがいいよ」とその科ならではの視点を教わり，とても有意義な研修になった．しかしこれが，外科志望であった自分のローテーション先を惑わせた．

　さらに，早くから志望科を決めている友人は志望科を中心にローテーションし，症例集め，学会参加など精力的にしていて，自分がやっていることは遠回りになるのではないかと焦る気持ちも生じた．

　2年目になったばかりの自分としては，研修中にしかできないことを優先して学ぼうと考えている．もちろん外科でのローテーション時間も多めにとるが，例えば感染症科で学べた抗菌薬の考え方，特に術後の感染症について再度学ぶことや，術中の全身管理を行う麻酔科で再び研修するなどは必ず役立つと思う．

　今のところはそんな方向性で2年目を計画しているがどうだろうか．

JCOPY 498-14842

初期研修は誰のため？　そう，患者さんのためにある！

　さすが，なかなか意識が高い考え方は感心ですね．

　医療が細分化され，より一層専門分化が進むようになった昨今，これから専門医を目指す若先生達のこれからを考えると山あり谷ありと長期にわたる修業が待っています．なるべく早く専門医になりたい気持ちはよくわかります．しかしながら，一旦専門科に進めば，一生その専門科を勉強し続けるわけであり，それが1〜2年遅くなっても何の弊害もありません．全く焦る必要はないんです．

　将来，みんなが出会う患者さんから，「専門外だから」ということで逃げられない場面に必ず出くわします．そのときこそ初期研修で得た他科の知識が生きるのです．医師免許をもってからの研修は，たとえ短期であっても医学生の頃の実習とは吸収できる内容がけた違いに多いのは肌感覚で理解できているでしょう．

　初期研修医制度ができた経緯は，医療の専門分化による弊害をなくすために創設されました．この制度の理念は，医師としての基盤形成の時期に，医師としての人格を涵養し，プライマリケアへの理解を深め，患者さんを全人的に診ることができる基本的な診療能力を修得することです．つまり将来あなたたちが出会う患者さんが不利益を被らないためにできた患者さんのための制度なんです．決して専門医になるのための（研修医の好みに合わせた）制度ではないのです！　ここをはき違えて将来の専門科のローテーションを長くとった人ほど，他科の知識が不足して医療ミスが増えてしまうことは簡単に想像できるでしょう．「どうせ，わたしは他科の患者さんは診ないから問題ない」と考えてはいけません．各科にオーバーラップする疾患はたくさん存在し，多疾患併存の患者さんも多数存在します．「うちの科の疾患ではないから」と言って，患者さんを放り投げる医師になってしまうのです．

　患者さんのニーズに応える患者目線をもつことが優秀な臨床家にとっては最も大事なことであり，初期研修こそそれを学ぶ絶好のチャンスなんです．卒業直後から専門科に進んだ古狸先生世代と比べ，新臨床研修制度を修了した最近の若先生達の能力の高いことには舌を巻くことが多く，この制度はとてもいい医師を輩出していることは間違いありません．

　日常的に点滴をしない専門科の医師の中には，酸素投与や点滴をする場合は，患者さんを診ないと豪語する（？）医者とはあるまじき発言をする者が昔は多数いま

した．大きな疾患を抱えると，身も心もやつれてきます．精神的サポートをすることも臨床医にとっては非常に重要なスキルです．心ある医師であればいいわけではなく，精神科のスキルをもち，科学者としてきちんと分析し対応する能力があったほうが，患者さんがずいぶん助かるのは間違いありません．新臨床研修制度は，患者さんのためであるだけでなく，医者としての幅を広げて良医を育成するとても素晴らしい制度であり，実際多くの優秀な若手医師が排出されてきていると実感しています．

　成人1,000人における1カ月における健康問題の頻度を調査した研究[1]によると，体調を崩す人は750人いました．実際に医療機関を受診する人は250人でした．そのうち大学病院など高度先進医療を要する人はたった1人だけで，後方病院などに紹介され入院する人は4人，初期医療機関に入院するのは9人，ほとんどの患者さん（235人）は診療所を受診して完結しているという結果でした．疾患頻度を考慮すると，コモンな疾患にある程度対処できるようにしておくことは，すべての医師にとって必要な責務なのです．患者さんから逃げることに慣れたら，決していい医師にはなれません．

　将来外科に進むのであれば，外科系の医師として一人当直をすることもあるため，広く外科系をローテーションしておくことをおすすめします．また受け持ち患者さんが合併症を起こした場合に備えて，術前術後管理に必要な内科系の知識は必須です．大きな病気をした患者さんの心を支えるためにも精神科の知識もあるといいでしょう．われわれは臓器だけを診ていては，患者さん本人を診ていることにはなりません．患者さん一人一人の生活背景があり，その悩みも一人一人異なります．「病気を診ずして，患者を診よ」と高木兼寛先生がおっしゃっているように，本来医師は患者さんの人となりも診て治療に当たるものなのです．

　貴重な初期研修の2年間を是非有意義に過ごして，いい外科医になってください．期待しています．

《参考文献》
　1）Green LA, et al. The ecology of medical care revisited. N Engl J Med. 2001; 344: 2021-5.

JCOPY 498-14842

SNSやオンライン勉強会で手軽に医学情報を手に入れられるようになったけど，情報の取捨選択が難しい．何かコツってあるの？

研修医の回答

岩田啓太郎

　新型コロナウイルスの影響で，無料のオンライン勉強会や医療情報プラットホームがとても多くなったように思う．ただ，そのような情報は研修医向けの書籍と同様に三次資料であり，その三次資料もいまや書籍含めあふれかえっているため，わたし自身も情報に溺れている感じがしてならない．日本語で書かれており，図表などもよくまとまっている三次資料はわかりやすいため，どうしてもそれらに飛びつきがちになるが，わたしは上記のような三次情報を実際の担当患者さんに使用する場合は，二次情報を少しでも参照するように気をつけている．

　また，日々の疑問に関しても，なるべく三次情報に飛びつく前に二次情報に目を通すように気をつけている．網羅性には欠けるが，自分で感じた疑問を調べてメモしておく作業は，記憶にも残りやすく継続している．正直，一次資料に関してはそれを検索するPubMedなどは日常診療の中では情報量が多く，時間的な余裕もないため，あまり当たれない．そのため，使用するのは担当症例で二次資料（主にUpToDate）では，どうしても情報が不足しているときに限られている．

日々忙しい臨床の中で，一次資料のアップデートをし続けるというのは大変な作業です．とはいえ，三次資料だけに頼っていては専門家というにはお粗末です．わたし自身が三次資料と言えるような書籍をみなさんに読んでもらっている中，見るなとも言えるわけがないのですが，問題はこれらの資料をどのように用いるかという点にあると考えていますので，この点解説してみたいと思います．

　さて，まずはこの相談にお答えする前に，一次資料，二次資料，三次資料の定義から考えてみましょう．学術団体が何らかのルールを作っているわけではないのですが，例えば米国メリーランド大学は次のように定義しています　表 [1].

表　一次〜三次資料の定義

一次資料	オリジナルの情報のことで，解釈や評価によってフィルターがかけられていない，他の研究の基礎となる情報
二次資料	事後的に書かれた説明で，一次資料の解釈や評価がされたもの．証拠ではなく，証拠に対するコメントや議論を指す．二次資料と捉えるか三次資料と捉えるかは状況次第
三次資料	一次資料や二次資料を煮詰めて集積したもの

　日々，臨床で疑問に思うことは多々あります．この治療方針でよいのか，他の治療方針よりも優越性があるのか，何か害はないのかなど．ある疾患について，これらのことをよくまとめてくれているのが総説やガイドラインなどで，いわゆる二次資料に当たるものです．おそらく臨床に最も即している情報源のはずです．標準的な診療方針を知るという意味において非常に重要な資料ですから，せめて関連する最新の総説やガイドラインがあるかないかは調べておくとよいかもしれません．

　PubMed は日常診療の中では情報量が多く，時間的な余裕もないと書いてくれましたね．検索が難しいという趣旨だと理解しました．確かに上手に検索しなければ，良質の総説にはたどり着くことができません．なんとか PubMed を使いこなし，検索の時間を省き，効率的に良質な情報源にたどり着きましょう．例えば検索のときにフィルター機能を用いて，総説だけ表示したり，Major article だけを表示したりといったことができます．やり方は簡単で，PubMed の検索画面の左側の ARTICLE TYPE の欄の「Review」にチェックを入れて，検索欄に「調べたい病態　雑誌名

「ta］」と入力すればよいです．「hypertension NEJM［ta］」と検索すれば，The New England Journal of Medicine に掲載された高血圧にまつわる総説がズラリと並びます．有名な雑誌に載っていることが正しい情報であるとは限りませんが，編集や査読のハードルは格段と上がるはずなので，ある程度の信頼はもってもよいはずです．日本語がよいということであれば，医中誌で同様の検索が可能です．解説・総説にチェックを入れて検索すればよいです．

　ガイドラインは膨大な一次資料の中から，臨床の疑問に応じて適切に抽出し，吟味した結果から生まれてきているものです．積極的に活用したらよいと思います．UpToDate もそうですが，これらの資料の特徴として，根拠となる一次資料の情報がきちんと記載されていることが挙げられます．もし情報源が記載されていなければ，その二次資料は二次資料としての価値をもち合わせていません．二次資料以降を読むときの作法として，科学的に証明されていることなのか，著者の意見なのかという点は，しっかり分けて読む必要があります．二次資料として UpToDate を参考にされているということで，それについては素晴らしいことです．ただ，UpToDate にも think とか believe という動詞が出てきますので，裏のとれている情報かどうかという視点は常々もっておきましょう．

　三次資料はさらによくまとめられている一方，根拠が曖昧になりがちです．さまざまな三次資料を読むことは，知識を広げたり，自分が検索するだけでは得られなかった情報に接することにもつながりますから，必ずしも悪いことではありません．ただし，根拠が曖昧になってしまっては科学を逸脱してしまいます．著者の経験なのか，何らかの一次資料や二次資料を参考にしているのかという点は必ず気にしてください．これは個人的な見解ですが，良質な三次資料は良質な一次資料や二次資料に導いてくれるようなものであると考えます．

　近年は SNS などで，さまざまな情報に触れることができるようになりました．最新の一次情報を紹介するものから個人の感想まで膨大な情報が氾濫しており，玉石混交の中でも，なんとかよい情報を得たいですよね．コツというほどのものはありませんが，最低限，一次資料までたどれるかどうかは気にしてください．一次資料にたどり着けなければ，その情報はゴミです．根拠もないけど個人の思い込みで情報発信していたり，個人の経験を語っているだけのような情報もあったりします．それは一次情報と言えば一次情報ですが，エビデンスレベルから言うと根拠に乏しい情報ですから，これも扱いには注意が必要です．残念ながら，Twitter では真実よりデマのほうが6倍も速く拡散されるというデータがあります[2]．斬新で目を引くような情報や，自分が理解しやすい情報，ほしかった情報，自分に都合のよい情

報というのは，受け入れやすいということなのかもしれません.

　コロナ禍においては特に，効果の証明されていない薬剤がもてはやされたり，よくわからない民間療法が取り上げられたり，新規のワクチンへの不安からか，ワクチンで命の危険にさらされるというような情報などが飛び交っていました．恐ろしいことに，医師を名乗る人ですらそのような情報に惑わされていたのです．先生は三次情報に飛びつく前に二次情報に目を通すように気をつけているということでしたので，この点は素晴らしいことだと思いました．ぜひ惑わされないように気をつけましょう.

　時間がない中，どんなときに一次資料にアクセスしましょうか？　いくつか基準があるかもしれませんが，例えば二次資料を読む中で疑問が生じた場合，controversialな部分について自分も一次資料にアクセスして考察したい場合，特に細かく根拠を知りたい場合などは積極的に元の文献を当たるのがよいと思われます．また，何らかの治療方針を大きく転換するようなキーとなる研究が発表された場合や，すでにそうした研究が存在する場合には，積極的にアクセスすると，その分野の最先端を知ることができます．そうした文献が出たということを知るのも，もしかしたら二次資料や三次資料になるのかもしれませんが，わたし個人としては，専門分野である救急・集中治療分野の最新文献は必ず目を通すように心がけています．これは前述のPubMedを使いこなすことで，短時間でチェックすることが可能になります．やり方は簡単で，PubMedの検索欄に以下の文字列を入力して，その状態でスマートフォンのホーム画面に保存するのです.

(Ann Emerg Med [ta]) OR (Resuscitation [ta]) OR (Injury [ta]) OR (Acad Emerg Med [ta]) OR (Emerg Med J [ta]) OR (Eur J Emerg Med [ta]) OR (Am J Emerg Med [ta]) OR (J Emerg Med [ta]) OR (Int J Emerg Med [ta]) OR (Crit Care Med [ta]) OR (Intensive Care Med [ta]) OR (Crit Care [ta]) OR (Lancet Respir Med [ta]) OR (Chest [ta]) OR (Ann Intensive Care [ta]) OR (Shock [ta]) AND hasabstract

　こうすると，16の雑誌に掲載されたabstractつきの文献が表示されます．週1回でも開けば，網羅してチェックすることが可能になります．全部は読めませんから，面白そうなabstractがあったり，気になっている研究の結果が報告されたりしたら，論文を取り寄せることにしています.

　最後に，一次資料，特に論文を吟味するのは大変です．適切な文献にたどり着い

JCOPY 498-14842

たあとは，適切に解釈する練習もしてください．わたしもまだまだ修行中の身ですが，一つおすすめの三次資料を提供しておきます．友人というにはおこがましいですが，先輩救急医の書いた『僕らはまだ，臨床研究論文の本当の読み方を知らない．〜論文をどう読んでどう考えるか』という書籍です[3]．一次資料がすべて正しいとは限りませんし，目の前の患者さんにその研究が適用できるかという点も考えなくてはなりません．一次資料を盲信すると，一次資料に振り回されるということも起こりえますので，わたし達は情報を得る方法について常々勉強しなくてはならないのです．

《参考文献》
1) http://www.lib.umd.edu/ues/guides/primary-sources
2) Vosoughi S, Roy D, Aral S. The spread of true and false news online. Science. 2018; 359: 1146-51.
3) 後藤匡啓，著，長谷川耕平，監修．僕らはまだ，臨床研究論文の本当の読み方を知らない．〜論文をどう読んでどう考えるか．羊土社；2021．

SURVIVAL **19**

落ち込んでいる同期がいたら，どのように励ませばいいの？

研修医の回答
岩田啓太郎

　入職当初は目をギラギラさせやる気に満ちていた同期が，研修が始まり数カ月が経つと，なんだかつらそうに研修医室にいる姿を見たことがあるのではないか．そのような状況に陥る原因は人それぞれにあると思うが，研修医に現れるうつ病や抑うつ症状は約4人に1人と聞いたことがあったので心配になった.

　わたし自身も，毎日救急科などの感情が揺さぶられる科で研修していた際には落ち込んだ時期があった．だからこそ，もしそれが研修医生活から来るものであるなら，同じような経験をしている仲間と語ることが助けになると思う．その際に必要なのは，必ずしもアドバイスではなく，少し話して「そうだよね〜」などのちょっとした共感だと思う．同じことで悩んでいる人がいる，と知るだけで気持ちが楽になり，負担は軽くなる気がする.

　また，相手がアドバイスや解決法を求めていなくとも，何気なく，くだらない，仲間との会話から，ときには自分の思いもしなかった解決法をみつけた経験もある.

　いつか助けてもらったときのように，仲間が同じように悩んでいるときに，そっと手を差し伸べて聞いてあげられるように心がけている.

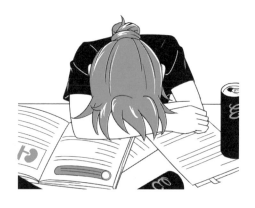

● **上級医のコメント**　　　　　　　　　　日野耕介

　大学を卒業し初期臨床研修医として働くようになったみなさんは，2年間の研修を送る中で，学生時代には経験しなかったようなさまざまな問題に直面し，思い悩むことが少なくないと思います．新社会人になると，ただでさえ生活や自身を取り巻く環境，人間関係などが大きく変化するわけですし，それに加えて一人の医者として患者さんの命を守るという重大な責任を背負う立場にもなります．加えて，初期臨床研修中にさまざまなライフイベントを経験する研修医もいるでしょう．それらに柔軟に対応していくことはとても大変なことと言えます．

　ご指摘の通り，初期臨床研修医が経験する抑うつ症状は，比較的高いものであることが報告されています．例えば，2004年（初期診療研修の2年間でさまざまな診療科をローテートする形の研修が開始となった年です）と2011年に初期臨床研修医を対象に実施した全国調査において，初期臨床研修開始後3カ月の時点において抑うつ状態に該当していた初期臨床研修医は，2004年で35.8%，2011年で30.5%であったと報告されています[1]．両者における比較では，2011年における初期臨床研修医は，2004年に比べ，週あたりの労働時間が短縮し，こなすべき仕事の量的負荷が軽減され，仕事の裁量度や達成感が向上したことが指摘されており，そのような点が抑うつ状態の割合の減少につながったのではないかと考察されています．

　そうは言っても，2011年時点でも抑うつ状態の研修医の割合は3割とかなり多いと言わざるをえません．もちろんこの中には，研修開始の時点で抑うつ症状をきたしていた研修医も含まれますが，全体の2/3は新たに（研修を開始後の3カ月の間に）抑うつ症状を認めるようになったことも明らかにされています．よって，本項の研修医も述べているように，入職当初はやる気に満ちていたとしても，研修を開始したあとの数カ月間は特に，心の健康を保つことに注意を払うべきなのだろうと考えます．また，近年Matsuoらが報告している初期臨床研修医のバーンアウトに関する調査によると[2]，初期臨床研修医全体の28%がバーンアウトのクライテリアに当てはまると報告されており，　表　にまとめたような問題がバーンアウトと関連していたと報告されています．やはり，初期臨床研修医のメンタルヘルスを考える上で，業務環境や仕事量は重要な要素であると言えるでしょう．

　もちろん，初期臨床研修医のみなさんの悩みは，仕事に関連した問題だけとは限りません．恋愛で悩むこともあれば，業務とは別の人間関係の問題，家庭問題など，

表 研修医のバーンアウトと関連する要因

- 過剰な事務処理作業
- 過剰な労働時間
- 自律性の低さ
- 職場におけるコミュニケーションの問題
- 患者さんからの苦情
- 同僚との競争
- 将来への不安
- インシデントの発生数
- トラブル時にサポートしてくれる者がいない

さまざまでしょう．しかし，そのようなよりプライベート性の高い問題について同僚に相談するかどうか，ということに関しては，お互いの関係性にもよるかと思います．そのため，落ち込んでいる同僚の存在に気づいた場合，まずは話題にしやすい「臨床研修生活における困りごとがないか」を尋ねてみる，というのは妥当なアプローチだと思います．具体的には，まずは「あなたが落ち込んでいるように見え心配している」旨を伝えた上で，困りごとについて尋ねていく，という形がよいと思います．同僚によっては，問題を抱えつつもその時点では話をしたくない，という場合もあるでしょう．その場合はあまり深追いをせず，心配しているというメッセージを送るにとどめておくのが無難でしょう．その上で，やはりその同僚が気がかりな状態に見える場合は，時間を置いて改めて声をかける形がよいと思います．確かに，臨床研修中という同じ立場の仲間です．話してくれた困りごとについて，自分も同じような経験があり，シンプルに共感ができることも多いと思います．しかし，個人によって悩みや困りごとは異なるものですので，話を聞いてみたら自分の置かれている状況とは異なる，ということもあるでしょう．共感とは，必ずしも同じような経験をもとに「そうだよね〜」と同意するものだけではありません．自分が経験した状況とは異なっていても，自分が相手の置かれている状況になったとしたらつらいだろうと思う，という形で共感はできますので，相手の立場になって想像をしてみる，ということが大事です．また，「必要なのは，必ずしもアドバイスではない」という点については，まさにその通りです．これは誰にでもある傾向だと思いますが，誰かしらから相談をもちかけられたとき，あるいは困りごとを打ち明けられたときに，その人の役に立ちたいと思うがゆえに「何か役に立つ，気の利いたアドバイスをしなければ」と考えてしまいがちです．そうすると変にプレッシャーがかかってしまい，なかなか気の利いたアドバイスは浮かばないものです．そのような場合は，無理によいことを言おうと気負わず，話をじっくり聞き，寄り添

JCOPY 498-14842

い，一緒に悩んでみる，というのが現実的な対処であることも多いです.

　研修医時代の仲間は，その後も貴重な仲間となっていくことも多いです．互いが助け合いながら 2 年間の初期臨床研修生活を送っていけるとよいですね．また，本書には初期臨床研修医が抱きがちな悩みが詰まっているはずですので，本書が，ご自身そして同僚が抱えている問題を解決する一つの助けになるとよいな，と考えています.

《参考文献》
1）瀬尾恵美子，小川良子，伊藤　慎，他．初期研修における研修医のうつ状態とストレス要因，緩和要因に関する全国調査　必修化開始直後との比較．医学教育．2017; 48: 71-7.
2）Matsuo T, Takahashi O, Kitaoka K, et al. Resident burnout and work environment. Intern Med. 2021; 60: 1369-76.

SURVIVAL

20
苦手な上司や同僚と当直が当たっちゃったとき，どうすればいいの？

研修医の回答
佐藤みのり

　当直のチーム編成は死活問題である．ただでさえ疲労気味で挑む当直，せめて精神負荷は最小限に抑えて一夜を過ごしたい．

　正直，苦手な人と円滑に仕事をする上で重要なことは，まず接点を減らすことである．病院にもよるが，一人ずつに当直室が割り当てられていることが多いだろう．患者さんのいない自由時間は，疲れているとか勉強するとか適当な理由をつけて早めに当直室に引っ込んでしまえばいい．患者さんが複数いるときは，効率化のためという名目で手分けして診療に当たればいい．ただ，当然業務が第一優先．支障がない程度にうまく接点を減らす．

　苦手な上級医に相談するときは，力の限りアセスメントをまとめ上げてから臨む．言いたいことを簡潔にまとめておけば突っ込まれにくい．他の研修医に頼むことも手であるが，自分が苦手な上司は他の人も苦手と感じていることが多い．気をつけよう．

　最終手段は，当直を他の研修医と交換してもらうことだ．ただこれは自分の都合で相手の予定を変えてもらうわけなので，あまりやりすぎると周囲からの反感を買いかねない．あくまで最終奥義としてとっておこう．

　ちなみにこれらはすべて想像での対応策であり，わたしに苦手な上司や同僚がいるわけではない．

JCOPY 498-14842

苦手な指導医と当直が一緒になるとその日が来る前から憂鬱ですよね．お気持ち非常にわかります．

　指導医との相性は確かに存在し，苦手な指導医と感じることは少なからずあるかもしれません．そういったときにそのような指導医とどのようにつき合えばよいのでしょうか．その際の大原則は患者さんの診療に影響が及ばないようにする，ということかと思います．指導医と研修医の関係は，大学の同級生や仲のよい友人関係とは異なります．極論すれば，お互い専門職としてのプロフェッショナル同士のつき合いですので，仲のよい友人関係である必要はないのです．質のよい医療が成立し患者さんの利益につながる，という医療チームの最大の目標に対して，支障のない活動ができればそれでよいわけです．プロスポーツにおいても同じチームのチームメイトがすべて仲良しの友達というわけではありません．しかし，その不仲な関係がチームに悪影響を及ぼし，チームが勝てなくなったり，成績が落ちてしまったりすることを許容するプロチームがないのと同様に，関係や相性が悪いことが患者さんのマネージメントに悪影響を及ぼすようではプロとして失格です．指導医との接点を極力少なくするのは，自分のストレスを最小限に抑えるという点では有効ですが，それによって患者さんの状態やマネージメントに関する報告・連絡・相談がおろそかになり，患者さんのマネージメントに抜けが出てしまったり，患者さんが無駄に待たされたり，診断が遅れてしまったりするようなことは絶対に避けなければなりません．そうしたことが起こらない範囲で接点を少なくし，休養に当てる方略は，自身の体を休息させ無駄なストレスを避ける意味で有効だと思われます．

　その一方で，なぜその指導医が苦手なのかを考えるのは，未来志向のよい方略かもしれません．例えば，①その指導医が医療的には問題ないが患者さんのマネージメントに口うるさく意見を言ってくるので苦手なのか，②指導医の振る舞いや言動が患者さんに対して冷淡であったりノンプロフェッショナルな態度が原因で苦手なのか，を考えてみるといいと思います．

　もし①のように，患者さんに対しては熱心で医療的には何の問題もない指導医を苦手と感じるのであれば，それは研修医の姿勢にも問題があるのかもしれません．こういった指導医が苦手と感じる理由はどういったことがあるでしょうか．夜間だから少し適当でも患者さんの診療をすぐに切り上げたいのに，いろいろ細かいこと

を言ってくるということであるかもしれません．そういった思考をもっているようだとその指導医との関係はうまくいかないでしょうが，それは本当に指導医が悪いのかというと，少し疑問を感じます．むしろその指導医の姿勢を見習って自己改善するよい機会かもしれません．他にも夜間に早く寝たいのに指導医がいろいろ教えてきてくれるのが迷惑，ということであればそれを倦厭する姿勢を研修医自身が改めるべきなのかもしれません．ただ，日中の業務でかなり疲労しており，夜間に熱心に教えてくれる指導医のレクチャーを聞く余裕がないときもあるでしょう．そういったときは，素直に今は疲れているので，今日は休養を最優先にしたいと思います，と申告してみてはいかがでしょうか．それに対してけしからんと思う指導医はいないでしょうし，教育熱心な指導医であれば，研修医の体調に配慮してくれるはずです．そういったときは併せて次の機会にいろいろと教えてほしいと伝えておくと，よりよい関係が築けると思います．

　②のように指導医の診療に問題があり，それを苦手に思ってしまうということであれば，それは指導医の問題が大きそうです．本項の研修医の指摘のように，②のような指導医は研修医全員がその指導医を問題と思っていることでしょう．そういった場合は個人が接触を避け続けるのではなく，研修委員会などに問題を提起して指導医の行動変容を促してもらうようにするとよいと思います．

　接触を最大限避けるという意味で，苦手な指導医との当直を他の研修医と代わってもらうという方法はどうでしょうか．①の教育熱心な指導医が夜中にいろいろと言ってくるのが少し迷惑だと感じてしまうような関係であれば，他の研修医もその指導医を同様に煙たがっている，ということはないはずですので，交代を歓迎する研修医もいることでしょう．その際はスムーズに交代ができそうですね．②の場合は研修委員会を巻き込んだ対策が有効でしょう．

　その一方で，長い医師人生を考えた場合，苦手な指導医や苦手なコメディカルとうまくチーム医療を進めていかなければいけない局面は必ず訪れます．もちろんそうした状況は避けられればよいのですが，そうもいかない状況もありますので，周りの力を借りながらどう解決していくのかを学ぶこともよいかもしれません．当直は簡単に代われますが，病棟のスタッフや，チームを組んでいるコメディカルが苦手な場合は避けることはできませんのでいろいろと上司など仲間に相談しながら解決策を練るという経験をすることも今後の人生で役に立つと思います．

JCOPY 498-14842

まとめ

- 指導員がなぜ苦手と感じるのかを分析してみましょう.
- 指導医自身に問題があるような場合が研修委員会などで改善を促すとよいかもしれません.
- 実は苦手と思う自分が成長のチャンスを逃しているだけかもしれないことを一度は考えてみましょう.

SURVIVAL 21

業務中，持ち運ぶものがどうしても多くなってしまいます．どうしたらいいの？

研修医の回答　　　　　　　　　　　　　　　　　　　　　　大場暖子

　PHS，職員証，聴診器，ボールペン，メモ，スマートフォン，医学書，打腱器，財布，防護ゴーグル，消毒液などなど……，研修医として働き始めて一番に直面した悩みは，「必要なものが多すぎる !!」だった．最初はすべてトートバッグなどに入れて持ち運んでいたが，病棟内での移動や手技を行う上でどうしても邪魔になったため，わたしは早々に断念した．次にウエストポーチで対応しようとしたが，とある科の先生になぜか笑われて恥ずかしくなったため再び断念した．研修病院の中では，各病棟に研修医用の小部屋が用意されていて，すぐ荷物がとりにいける施設もあるらしいが，残念ながらわたしの研修病院にはそのような場所はない．

　紆余曲折を経てたどり着いたのは，医学書関係はできるだけデジタル書籍に，もしくは必要なページのみ写真撮影でスマートフォンに入れ，財布はもたず電子マネーと最低限の硬貨を職員証の裏に，PHS 用のポケットが肩についているスクラブを買い，首に聴診器と職員証，腰に消毒液，残りのポケットにメモ，ペン，防護ゴーグル，といったスタイルだった．最終
的に，聴診器，PHS，職員証，メモ，
ペン，スマートフォン（施設によって
ゴーグル，消毒液），以上6点（＋2
点）がわたしの必需品として残った．

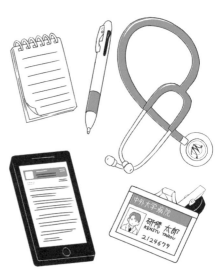

84

JCOPY 498-14842

持ち運ぶものが多すぎる，そんな悩みはいつの時代も変わらないものと思います．むしろ，求められる知識量や範囲が増えた現代の初期研修医こそ，その煽りを一番に食らっているのかも知れません．そして with COVID-19 の時代において，これまで以上に感染対策は重要とされるものと考えます．今まではオプションだった個人防護具や消毒薬が「患者さんと自分を守る必須器具」となることが容易に考えられます．

自分を守る必須道具

　標準予防策を徹底しようと試みた場合，つい忘れがちなのがゴーグルだろうと思います．わたしが自院の COVID-19 対策本部に所属していた頃，擬似症例や陽性者とゴーグルなしで接触して濃厚接触者カウントとなったスタッフがたくさんおり，中には「額にゴーグルがあったのになぜかけてないの!?」……という切ないケースも経験しました．

　結局，ゴーグルを脱着するから着け忘れて，肝心なときに限って着けていない，という構図となるので，いっそメガネを保湿・花粉予防に変更しています．ポケットタイプの消毒薬の携行を施設としても義務づけているので，これを常に身につけ，意図せぬ粘膜曝露に備える，WHO 推奨の 5 つのタイミングで遅滞なく手指衛生を行える，といった形にしています．

　ところで，こういった標準予防策について「コロナだから仕方ない」という声をよく耳にしますが，その認識は誤りです．「救急外来部門における感染対策チェックリスト」[1] が世の中に発信されたのは COVID-19 流行前ですし，標準予防策の遵守はすべての感染予防の基本となります．今後，ワクチンの普及により COVID-19 が「特殊な風邪」の立ち位置になったとしても，医療従事者としての嗜みとして，標準予防策の遵守は求められ続けるでしょう．

　そして，自分を守る必須道具は必ずしも感染対策だけではありません．片頭痛など投薬遅れによって自分自身の生活が脅かされる持病がある場合，その薬は肌身離さずにもっておきましょう．当然「具合が悪くなったら医局へ戻る，早退する」がベストですが，すぐ言い出せずタイミングを図っているうちに具合が悪くなってしまう可能性は否めません．これを避けるべくして「まず投薬，そして言えるタイミ

ングで申請して休憩 / 早退」ができるようにしておきましょう.

病院職員として身につけなければならない道具

　病院では携行や着用を義務づけられる道具があります．個人用 PHS は院内で広く番号が周知されており，ここにかかって来た電話をとれないのは大問題です．当然，処置中や手技中など出るに出られない状況もありますが，この場合も介助についてくれている外回りスタッフに「ここに PHS を置いておくので，鳴ったら出てください」と事前に託すべきでしょう．電話する側は何かしらの用事があってかけているわけですから，不通が続けば多少は陰性感情が醸造されます．この反復により「あいつはいつも電話に出ない．ちゃんと仕事してない証拠だろう！」と非難され，社会的信用を失う可能性すらあります．

　その他，自分自身の所属や身分を明らかにする職員証や名札は職務中必ず携行することが望ましいことは言うまでもないことでしょう [2]．

日々の診療に必要不可欠な道具

　最終的に何科の研修をしているかによっても変わってきますが，日々の容態変化を把握する上で聴診器は一般的に携行が望ましいでしょう．一方，打鍵器や音叉の使用頻度はさほど高くなく，基本的には必要時に持ち込む，もしくは，携行が必要な診療科のローテーションで携行する形でもよいように思います．

　最も切実な悩みが「どんな本を携行すべきか？」ではないでしょうか？　世の中にはさまざまな本があふれており，各科研修医向けのマニュアル本やハンドブックなど，爆発的に増えているように感じます．この話題についても「自分がローテーションしている診療科の先生と相談する」という方式をおすすめします．意気込んで購入したのはよいけれどローテション中全く使えなかった……ということもあると思います．

　複数の書籍を持ち運びたい，手元に置いておきたい場合は，スマートフォンや携行可能なサイズのタブレットの利用が現実的でしょう．わたしのスマートフォンには「M2PLUS」で購入した 100 冊以上の医学書がダウンロードされており，中には携行に向かない A4 サイズのテキストなども含まれています．また，スマートフォン向けのアプリケーションもあふれ返るような時代となっています．昔は手計算でやっていた浸透圧計算や Na 排泄分画計算も「Mediquations」[3] や「MediCalc®」で簡単にできるようになっていますし，Clinical Prediction Rule も同様に利用できます．

JCOPY 498-14842

一般的に携行をおすすめしない道具

　初期研修医の仕事は「頭脳労働」より「肉体労働」の側面が強いのは間違いないでしょう．1日中同じ場所で仕事をする状況は考え難く，病棟や外来のみならず検査室や術場，転院搬送まで，さまざまな場所にフットワーク軽く出向かなければなりません．また院内急変コールがかかれば文字通りに駆けつけて心肺蘇生法を開始し……気づいたら胸ポケットに入っていた大事なアレコレがない……というのは，よくある話です．

　こうなると必然的に遺失物が発生する可能性は高く，発見される可能性は低くなります．したがって，あまり高価なものを持ち運ぶことはおすすめできないと思います．具体的には財布やクレジットカードの携帯は避けるのが望ましいでしょう．

結局どうする，荷物の搬送？

　前述の通り，走り回って物を失くす機会が大変多いのが初期研修医の宿命とも言えるでしょう．

　それでは，どうすべきか？　わたしは失くしたら困るものをポケットに入れないのが一番近道だと思います．研修医の先生からいただいた回答と全く反対ではありますが，ウエストバッグやサイドポーチの利用は，大変に妥当性が高いものと思います．これらのバッグを利用する目的は「ポケットから物を落とさない」ことなので，ポケットがむき出しでは十分な効果が得られないことは想像に難くないでしょう．わたしは以下の条件を満たすバッグをおすすめします．

- 蓋がある，もしくはジッパーで閉鎖できる
- 口が広く，物の出し入れが容易である
- 重量が軽い，もしくはベルトが堅牢でずり落ちない

　わたしは現在ウエストバッグとレッグバッグを組み合わせています．常に持ち運ぶ必要があるものはウエストバッグに収納しており，日々のルーチン業務で必要なものを携行しています．救急外来勤務時や転院搬送時はレッグバッグを追加し，救急隊入電用スマートフォンの収納やチューブクランプ用のペアン，衣類切断のためのハサミを収納するようにしています．フライトドクター時代，これに加えて，少し古い世代のポケットエコー収納可能なポーチを探し回り，バイクショップやホームセンターで該当する物に出会えた覚えがあります．参考になれば幸いです．

さいごに

　われわれが研修医になったばかりの頃には「熱○持ってないのか!?」「○○○○○

マニュアルくらいもってこい！」と叱られたことも多々ありましたが，今ではスマートフォン1個で解決できてしまう時代です．みなさんにはむしろベッドサイドでの診療が円滑に進むように診療道具のスマートな携行や感染対策に必要な器具の携行に留意していただきたいと思います．

《参考文献》
1）佐々木淳一，椎野泰和，加藤康幸，他．救急外来部門における感染対策チェックリスト．日救急医会誌．2020; 31: 73-111.
2）Lefor AK, Ohnuma T, Nunomiya S, et al. Physician attire in the intensive care unit in Japan influences visitors' perception of care. J Crit Care. 2018; 43: 288-93.
3）EM Alliance おすすめアプリ一覧．https://www.emalliance.org/education/recommend/app/（2022 年 7 月 17 日閲覧）

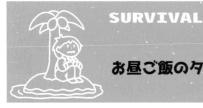

SURVIVAL 22

お昼ご飯のタイミングがわからない！

研修医の回答

大場暖子

　わたしは，大まかに外科と内科と救急系のパターンで昼食のタイミングを分けている．外科の場合は，1件目の手術が終わって患者さんを病室まで送り，次の手術の入室時間まで少しでも時間があったら，その間になんとか院内のコンビニで食料を確保し胃に流し込む……といったパターンが多い．しかし，その合間に朝には出ていなかった患者さんの検査結果を確認しなければならなくなったり，病棟に何か異変が起きていることもある．その場合はそちらを優先させることになるため，昼食は泣く泣く諦めることとなる．

　内科の場合，カルテを書き終わり，午前中にやるべきことを終わらせられたら昼食にいくパターンが多い．しかし，緊急入院があってそちらにいくこともままあるので，そういった場合はやはり泣く泣く諦めることとなる．

　そして救急系の場合だが，わたしは幸運にも何人かの同期や先輩研修医と一緒に救急科をラウンドしていた．そのため，その人達と適宜様子を伺い合い，この時間はわたしが対応するからその間別の人は昼食を……，そしてその人が食べ終わり次第今度はわたしが昼食を……，といった体制がとれていた．しかし，休日に研修医が行う救急日直の日は，患者さんが来ない隙に昼食を……と考えているのだが，泣く泣く諦めたり，昼食が夕食になったりすることが少なからずあるのが現状である．

● 上級医のコメント　　　　　　　　　徳田充宏

　これは正解のない難しい問題ですね．短い期間でローテートしているとなかなか各科の流れについていけず，予定を立てづらいことが多いのではないでしょうか．そういった状況では，先生のように診療科毎に大まかにパターン分けして対応するのはよい方法だと思います．

　食事のとり方は病院によって，さらには科によって実に千差万別です．そこで参考に，これまでわたしが経験してきた職場での食事のとり方のパターンを，あくまで一例ですが，それぞれの対策とともにまとめてみます．

① そろって食堂でランチ　難易度　★☆☆☆☆

　これは比較的落ち着いている内科などでチーム制をとっているところに多い印象です．誰かから声がかかるのを待っていればいいだけなので困ることは少ないでしょう．このパターンでは住々にして各先生に連絡をするのが研修医の仕事だったりします．上級医と打ち解けると食事中の会話が楽しく弾みますが，慣れないうちや，いまいち反りが合わない先生とだと気まずい空気が流れたりします．また，人によって食べ終わるのに早い遅いがあって，上級医を待たせるのが申し訳なくなり急いで掻き込む研修医の先生もいますが（わたしもそうでした），上級医はそれほど気にしていませんので，どうぞゆっくり召し上がってください．急いでいるときは先に席を離れますので．

② みんなで出前　難易度　★★☆☆☆

　少数派ですが，救急や夜間の当直のときに多いパターンかと思います．これもタイミングという意味では困らないですが，空気を読みつつ上級医の意向を聞いて店を決めたり，各先生からメニューをとりまとめたり，注文の電話，さらには配達に対応していないお店では受け取りにいくところまで研修医の仕事だったりします．手間賃として奢ってもらえるケースもありますが，逆に立て替えたお金を回収しきれないという悲劇も起こります．単に忘れているだけだと思いますが，さすがに無銭飲食は許されないので，たとえ上級医と言えども催促しましょう．直接言いにくければ他の先生に相談するといいでしょう．

JCOPY 498-14842

③ 基本各自で　難易度 ★★★☆☆

　暇な科だと特に気を遣うこともなく気楽でよいのですが，外科や救急のように比較的忙しい科だと大変です．その場合は一番困るパターンと言ってもよいでしょう．外科の場合はオペが，救急の場合は救急車が立て込むと食いっぱぐれてしまうこともありますね．上級医によっては人員配置を工夫して，うまく食事の時間をとってくれることもありますが，上級医も忙しくてそこまで気を遣う余裕がないことも多いと思います．研修医間でやりくりして，短時間で食事を済ませつつ，人手が足りないときは呼んでもらうなどの工夫が必要になりますね．また，緊急オペや救急車も上級医にはある程度前からわかっていることが多いので，上級医と行動をともにして積極的にコミュニケーションをとることも食いっぱぐれを避けるコツと思います．

④ 自己裁量　難易度 ★★★★☆

　病院にもよりますが，救急外来の日直・当直のように，上級医のバックアップのもとで，実質的には自分一人で軽症の救急患者さんの診察を進めていくこともあるでしょう．特に休日は患者さんが多く，一向に途切れる気配もなく待合は混み合うばかり．患者さんは待たされてイライラ，看護師もピリピリして……というのはよくある光景です．そんな中で食事のために持ち場を離れるのはすごく勇気のいることですが，検査結果の待ち時間を利用したり，きちんとトリアージした上で緊急度の低い患者さんを待たせるのもありだと思います．診療のマネジメントとして，医師3年目以降を見据えた練習と考えましょう．また，全く時間がとれない最悪の自体に備えて診察室でも摂取可能なゼリー飲料やおにぎり，パンなどの軽食を準備しておくとよいでしょう．

番外編 研修医が手料理を振る舞う　難易度 ★★★★★

　研修医として経験したものではありませんが，学生時代に救急の院外実習でいった東京の錦糸町にある某救命救急センターでの話です．そこでは研修医の先生が交代で自ら献立を考え調理して，毎晩夕食を上級医に振る舞うという慣習がありました．わたし（自炊非対応）はそれを見て，研修先の候補からその病院を外しました……（笑）．他のパターンとは別の意味で難易度が高いため番外編としています．

　以上はわたしのコロナ禍以前の経験をもとに記載しています．コロナ禍では複数人での食事が制限され，各自でとるという職場が多くなってしまったのではないで

しょうか．わたしが研修医だった頃よりさらに難易度が上がっているかもしれません．黙食が推奨され，上級医と食事にいってもコミュニケーションがとりにくくなってしまったのは悲しい限りです．

　食事は診療と比べると優先順位の劣るタスクであり，ついつい後回しとなってしまいがちですが，空腹は診療の質の低下にもつながりますので食事を疎かにしてはいけません．必ずしもすべての業務を食事より優先すべきというわけでもありませんので，急ぐ必要がなく後に回してもいい仕事は思い切って午後やることにして，食堂や売店・コンビニが空いている正午前くらいにささっと食事を済ませてしまったほうが時間を有効に使えることだってあります．食事に限らず，常にトリアージをつけながら業務を遂行する能力は医師として求められるところではないでしょうか．

　きちんと食事を摂取することは研修医の権利であると同時に，研修医に食事の時間を与えるよう努めることは上級医の責務でもあります．上級医とうまくコミュニケーションをとりつつ常に先を予測して行動し，時間をみつけて食事をとるといいですね．

JCOPY 498-14842

興味のない科から熱烈な勧誘が……
どうやって切り抜ければいいの？

研修医の回答

久保早希子

　研修医が聞かれる質問ランキングの上位に挙がるであろう，「何科志望なの？」に対する答えともなりうるこの question. 聞かれる度にどう答えるのが正解なのだろうかと頭を悩ませる. ときには，必修科というだけで全く興味のない科をローテーションすることもあるだろう.

　わたしの先輩に研修医期間中，興味がなくてもほぼすべての科で「貴科志望です！」と答えていた人がいる. やはりそう答えることで，その科の先生方は積極的に指導してくれてとても有意義な研修期間となるようだ. その代わり勧誘も熱烈だそうで，押しに弱い人には不向きな方法かもしれない.

　わたしは志望科が概ね決まっていたので，研修開始時に上級医にそのことを伝えていた. そうすると，将来自分が進む科に役立ちそうなことは優先的に研修させてもらえる機会が多く，強引な勧誘は受けなかった.

　勧誘もコミュニケーションの一環なので，たとえ進む診療科が決まっていなくても，興味がない科での研修であっても，自分なりの返答ができるように漠然と将来やりたいことや携わりたい方向性のイメージをもっておくことは大切だと思う.

あなたはどういった理由で専門診療科を決めようとしていますか？　医学的に面白さを感じたからでしょうか？　学生時代や研修医時代に素晴らしいメンターに出会ったからでしょうか？

　あなたはどういった理由で今いる研修病院を選びましたか？　将来進みたい診療科がすでに医学生のときに決まっておりその研修ができる病院だからですか？　将来進みたい診療科が決まっているいないにかかわらず多くの診療科での研修がしたかったからですか？　救急症例が多く救急の研修ができるからですか？

　興味がある・ないは，どの時点での考えでしょうか？

　研修医を勧誘する医師には2つのパターンがあります．これぞと思った人のみ勧誘する人，誰でもいいからその診療科に入ってほしい（進んでほしいとは異なります）と誰彼構わず勧誘する人です．まずはどちらのパターンかを見極めてください．後者であれば，「考えておきま～す」と笑顔で聞き流せばよいでしょう．前者であれば，なぜ自分がその診療科に合っているのかを聞いてみましょう．あなたにはない視点であなたの資質を見ているかも知れません．勧誘してくる医師はその診療科に面白みを見出しているからこそ，その面白さを共有し，ともに追求したいと思い，あなたに声をかけているのです．そういった先輩に勧誘されると，あなたも嬉しい気持ちになると思います．その診療科の面白さを聞いてみましょう．学生時代の講義や実習，研修医のときのローテーション期間では感じなかった一面があるかもしれません．あなたがその診療科に合っていると思われている理由によっては新たな道が開かれるかもしれません．

　ほとんどの医師は定年まで35年近く一つの専門診療科で医師として過ごします．勧誘してくれる医師はもっと若いかもしれませんが，その診療科の長は少なくとも15年はその領域を専門として過ごしてきた医師でしょう．15年以上続けても尽きない面白みがその診療科にはある，ということです．あなたはその診療科についてどれくらいの期間関わってきましたか？　せいぜい数カ月でしょう．1週間でも興味をもてる診療科もあれば，数カ月いても興味をもてない診療科があることも事実だと思います．是非，勧誘してくれる医師には，なぜその診療科を選んだのか，その後その専門領域はどのように発展したのか，今その領域を選んだことについてどう

感じているか，など聞いてみましょう．

　先輩医師同様，あなたはこれから 35 年間，選んだ専門領域を中心に医療，医学の道を歩んでいきます．一番油が乗り切って活動できる 15 ～ 30 年後（40 ～ 55 歳）の姿を想像してみましょう．

　まず一つめの回答例は，研修医の回答にあるように，志望科が決まっている場合はそのことを伝えつつ，その医師の話を聞いてみましょう．

　次に，本項の研修医の回答にある，先輩の例について考えてみましょう．「貴科志望です！」と言った研修医に積極的に指導したくなる気持ちになるのはわかりますが，そう言わない研修医と差をつけるのはどうでしょうか？　また，ほぼすべての科でそう言っていることがバレたら指導医はどう思うでしょうか？

　勧誘してくれる医師はどのような気持ちで勧誘しているか，については上述しましたが，指導医としてはどのような気持ちで研修医に接していると思いますか？進路として興味がないと思っている研修医に対し，ぞんざいに接するなんてことがあるでしょうか？

　本来，興味のあるなしにかかわらず，公平に接することが指導医の務めです．確かに珍しい疾患については，興味のある研修医に担当させることはあるでしょうが，研修修了に必要な項目や疾患，手技については公平に配分しているはずです．

　また，現代はチーム医療の時代です．さらに，専門領域に細分化されているために，他診療科・他職種と連携・協力しないと一人の患者さんを治すことは不可能です．となると，自らの診療科に興味がないと言っている，他診療科に進もうとしている研修医もいつかはコンサルト相手になる可能性があります．今のうちに理解者，仲間にしておいたほうが得策です．興味がないと思っている研修医に対し，本来ぞんざいに接する理由がないのです．

　では，なぜぞんざいに扱われるのでしょうか？　指導医側の問題と研修医側の問題があるでしょう．研修医に対し接し方を変えるような指導医は，それだけの指導医とも言えます．そのような指導医がいるから，誰もその診療科を進路として選択しないのでしょう．その診療科を選択したとしても，専攻医プログラムは他施設を選ぶでしょう．研修医としてはどうでしょうか？　多くの指導医がどの研修医も公平に接したいと思っています．それでも，差別されているように思えるのは，あなたが他の研修医と違うところがあることはないでしょうか？　挨拶をしない，ルールを守らない，約束を守らないなど，社会人としてのマナーが身についていない研修医も見かけます（研修医だけに限りません……）．メディカルスタッフから評判

がよくない研修医もいます（これも研修医だけに限りません……）．興味がないからと言って，興味がある診療科とあからさまに研修態度が異なってはいないでしょうか？

　医師法の臨床研修に関する省令には「臨床研修の基本理念」として以下のように記されています．

　「臨床研修は，医師が，医師としての人格をかん養し，将来専門とする分野にかかわらず，医学及び医療の果たすべき社会的役割を認識しつつ，一般的な診療において頻繁に関わる負傷又は疾病に適切に対応できるよう，基本的な診療能力を身に付けることのできるものでなければならない．」

　ある診療科で研修しても，その領域の診断，治療ができるようになるものではありません．それでも複数の診療科，特に必須とされている内科，救急科，小児科，産婦人科，精神科，地域医療で研修するのは，その分野特有の診療の仕方であったり，患者さんへの接し方を学ぶことで，目の前にしている患者さんの緊急度・重症度を判断する能力（そして専門診療科につなぐ能力）を身につけるためにあると個人的には考えています（わたしが救急科医師であることもおおいに影響していると思いますが，救急科医師になった理由もこれです）．みなさんが救急車の受け入れが少ない病院より多い病院を研修病院として選ぶ傾向にあるのは，そのことを表しているのではないでしょうか？　臨床研修が必須化される前は，専門診療科のみで研修医として働き，そのまま医師となることが多かったのですが，そのために，上記理念に記されているような診療ができない医師が少なからずできてしまいました．その反省から臨床研修が必須化されたのです．

　わたし達臨床研修指導医は，みなさんが専門医ではなく，すべからく社会が求める「医師」になってくれるよう努める責務があります．理念の内容，その成り立ちをしっかり理解し，どの専門診療科に進もうとも，興味がある・ないで，患者さんに対応できる・できないが分かれることのないような医師になってほしいと願っています．

JCOPY 498-14842

手術中に猛烈な睡魔に襲われたとき，どうしたらいいの？

研修医の回答　　　　　　　　　　　　　　　　　　　　　　　佐藤みのり

　どんなに外科系に興味がある研修医でも，一度はこの問題に直面したことがあるのではないか．どれほど真剣に参加してもコンディション次第で眠いときは眠い．

　軽めの眠気にはガウンの上から腕をつねってみたり手のツボを押したりして対処することが多いが，ときどき強烈な眠気に遭遇する．わたしの経験上，こんなときに一番効くのは指導医に手術について質問する，雑談を振ることである．しかし，この技は手術の状況や指導医のタイプによっては使えないことがある．そんなとき，わたし的に一番眠気が飛ばせると思っていることは，息を止めることである．呼気で止めるのが一番効いている気がする．これまでこれで何とか危機を乗り越えてきた．が，ただ苦しいと感じるときもある．馬鹿馬鹿しくなって止めた頃に眠気が引いていることに気がつくときもある．

　一度，医師である親に相談したら「何もやることがないときは術野に倒れないようにして諦めて寝たらいい」と言われた．さすがにこれを実行する度胸はわたしにはない．そして未だに有効打を見出せていない．指導医の先生，助けてください．

日中眠いことが不眠の定義です．このため，いかなる環境でも日中眠いと感じる
ならば，その原因を突き止めておくのが解決法としてよいと思います．不眠は5つ
の原因に分けられます　表1　．このうち研修医の先生に最も多いのは，表の5つに
は入らない単なる睡眠不足であることが多いです．十分寝た翌日に眠気を感じなけ
ればこれです．本項の研修医も「コンディション次第で」と言っていますので睡眠
不足なのではないでしょうか．手術中に特に眠いと感じるのは，手術室は心地よく
睡眠に適切な環境であるからかもしれません．このような場合，できるだけ早く布
団に入る努力をしてみてください．睡眠不足では質よりも十分な睡眠時間を確保す
ることが重要です．

　十分な睡眠時間を確保しているのに昼間眠い，あるいは夜眠れないのに昼間眠い
となると不眠です．5つのPに従い不眠の原因を調べます．なかなか寝つけない場
合は，悩みや性格からの心理学的不眠が多いです．新しい科のローテーション開始
時や当直中に眠れないのは，いつもと違った時間サイクルに体内時計が追いつけな
い「時差ボケ」の生理的不眠が多いです．心理的不眠も，生理的不眠も，眠れなく
てもいいので，目を閉じて身体を休めるようにしましょう．特に生理的不眠は眠れ
ないことが正常ですから，心配いりません．また，いびきが多いと指摘されたこと
のある人や肥満傾向の人は，睡眠時無呼吸症候群による身体的不眠を精査しておい
たほうがよいでしょう．

表1　不眠の原因 5つのP

① Physical（身体的原因）
痛み，咳，痒み，尿意が近くて目覚めてしまうなど身体的な要因で起こる不眠
② Phycological（生理的原因）
当直中など，環境の問題による不眠，入院のときの不眠，時差ボケなど，体内時計
と睡眠覚醒リズムの同調が乱れることによる不眠
③ Psychological（心理学的原因）
悩みや，緊張などで寝つきが悪くなる不眠．悩みやすい人にも生じる
④ Psychiatric（精神医学的）
うつ病や統合失調症など，精神疾患による不眠
⑤ Pharmacological（薬理学的）
薬剤の副作用や，アルコール，カフェイン，タバコなどによる不眠

なお，原因問わず，不眠治療の第一選択は睡眠衛生指導 **表2** [1] です．薬物ではありません．自分は不眠と判断したときに，すぐ睡眠薬を飲まないように．睡眠薬の多くはベンゾジアゼピン受容体作動薬（benzodiazepine receptor agonists: BzRAs）と，Z-Drug と呼ばれる BzRAs に似た薬ですが，いずれも依存性が高く，睡眠の質も低下するので積極的な使用はおすすめしません．BzRAs の中でもフルニトラゼパム（ロヒプノール®，サイレース®）[2]，Z-Drug ではゾルピデム（マイスリー®）とゾピクロン（アモバン®）[3] は特に依存性が高く，注意が必要です．

まずは十分な時間寝ること．それでも日中眠ければ，精神科など睡眠の専門医を受診するなどして原因を検索しましょう．

表2 睡眠衛生指導

指導項目	指導内容
定期的な運動	なるべく定期的に運動しましょう．適度な有酸素運動をすれば寝つきやすくなり，睡眠が深くなるでしょう．
寝室環境	快適な就床環境のもとでは，夜中の目覚めは減るでしょう．音対策のためにじゅうたんを敷く，ドアをきっちり閉める，遮光カーテンを用いるなどの対策も手助けとなります．寝室を快適な温度に保ちましょう．暑過ぎたり寒過ぎたりすれば，睡眠の妨げとなります．
規則正しい食生活	規則正しい食生活をして，空腹のまま寝ないようにしましょう．空腹で寝ると睡眠は妨げられます．睡眠前に軽食（特に炭水化物）を取ると睡眠の助けになることがあります．脂っこいものや胃もたれする食べ物を就寝前に取るのは避けましょう．
就寝前の水分	就寝前に水分を取り過ぎないようにしましょう．夜中のトイレ回数が減ります．脳梗塞や狭心症などで血液循環に問題のある方は主治医の指示に従ってください．
就寝前のカフェイン	就寝の4時間前からはカフェインの入ったものは取らないようにしましょう．カフェインの入った飲料や食べ物（例：日本茶，コーヒー，紅茶，コーラ，チョコレートなど）を取ると，寝つきにくくなったり，夜中に目が覚めやすくなったり，睡眠が浅くなったりします．
就寝前の飲酒	眠るための飲酒は逆効果です．アルコールを飲むと一時的に寝つきが良くなりますが，徐々に効果は弱まり，夜中に目が覚めやすくなります．深い眠りも減ってしまいます．
就寝前の喫煙	夜は喫煙を避けましょう．ニコチンには精神刺激作用があります．
寝床での考え事	昼間の悩みを寝床に持っていかないようにしましょう．自分の問題に取り組んだり，翌日の行動について計画したりするのは，翌日にしましょう．心配した状態では，寝つくのが難しくなるし，寝ても浅い眠りになってしまいます．

（三島和夫，編．睡眠薬の適正使用・休薬ガイドライン．じほう；2016．p.39 [1] より引用）

眠気の対症療法として，質問者のように腕をつねる，ツボを押すのは，効果があるならいいでしょう．眠気を紛らわすために指導医に話を振ることは……あまりおすすめしません．眠気が解消することはあるでしょうけど，おそらく指導医は気がついています．目的が話を聞くことと別のところにあるわけですから，指導医は一生懸命話そうとするほどあなたに違和感を覚えるかもしれません．信用を失うことにもなるので，止めたほうが無難かもです．むしろ「眠くて仕方ないのです！」と正直に訴えたほうが好感度は上がります．息を止める対症療法も，呼気時でも吸気時でも効果があるのならいいでしょう．「諦めて寝る」は，大変よい方法です．術野に倒れては困るので，「眠くて仕方がない」と訴え，寝てきてはいかがでしょう．研修医の体調管理も指導医の仕事です．ただし，そこまで眠くなった原因の検索は忘れないでください．

　不眠になると，疲れて頑張る気持ちも失せ，QOL は下がります．特に日中の眠気や倦怠感などの症状が 3 カ月以上続く場合は，慢性不眠障害（慢性不眠症）の可能性があります．慢性不眠症では長期欠勤の増加，パフォーマンスの低下，産業事故の増加，医療費の増大など人的・社会経済的損失を引き起こすことが報告されています[4]．こうなると研修どころではありません．

　研修医の先生は活動性が高く，ときには深夜まで友人とつき合うことも多いでしょうから，本項の研修医のように，日中眠いことがあるのは，ある程度仕方ないことかと思います．しかしながら，睡眠時間を確保しても改善されない日中の眠気は，原因を検索して対処するようにしてください．

《参考文献》
　1）三島和夫（睡眠薬の適正使用及び減量・中止のための診療ガイドラインに関する研究班），編．睡眠薬の適正使用・休薬ガイドライン．じほう；2016．p.39.
　2）Druid H, Holmgren P, Ahlner J. Flunitrazepam: an evaluation of use, abuse and toxicity. Forensic Sci Int. 2001; 122: 136-41.
　3）Hajak G, Müller WE, Wittchen HU, et al. Abuse and dependence potential for the non-benzodiazepine hypnotics zolpidem and zopiclone: a review of case reports and epidemiological data. Addiction. 2003; 98: 1371-8.
　4）伊藤結生，綾部直子，三島和夫．不眠医療と QOL．精神医学．2022; 64: 333-40.

SURVIVAL **25**

近医からの手書きの診療情報提供書の字が読めない！　どうしたらいいの？

研修医の回答　　　　　　　　　　　　　　　　　　　　　佐藤みのり

　わたしが現在勤務している地域では，今も手書きの診療情報提供書を使っている開業医の先生が多い．忙しい中で診療情報提供書を作成してくれることは大変ありがたいのだが，時折大変解読に時間がかかってしまう達筆な先生がいらっしゃる．診療情報提供書は，重要な情報源である．上級医から解読を頼まれた診療情報提供書をわれわれも必死に解読することがある．わたしが考えるコツは，自分一人で読まないことである．以前，近医からの診療情報提供書が全く読めないときに，たまたま近くにいた同期の目を借りたことがある．それまで解読に難渋していた字をすんなりと読んでもらい，感激した記憶がある．自分にはなかなか読めない字も，他者の目を借りると案外すんなり解読できることはたびたびある．また，根気よく1行目を読んでいると目が慣れてきて，その後すんなり読めてくることもよくある．一人で集中して解読に励むより，誰かの目を借りながら何とか読み進めることが一番の近道であると感じている．

　正直，診療情報提供書はすべて活字で作成していただきたい．

手書きの診療情報提供書に対する不満は大きい

　2020年時点で一般病院の57.2%，一般診療所でも49.9%が電子カルテシステムを導入しており[1]，電子カルテが主流になってきている昨今ですが，まだまだ手書きの診療情報提供書をよく目にします．達筆すぎて読めない文字だとストレスですよね．診療情報提供書に関するインターネットでのアンケート調査[2]では，実に，開業医からの紹介を受ける勤務医の86%，病院からの紹介を受ける開業医の67%が診療情報提供書についての不満を感じていると回答しました．中でも，勤務医が診療所からの紹介で不満に感じることの第1位が「紹介状が手書きで読めない」で，72%にものぼりました．

手書きの診療情報提供書を解読する

　このように誰もが不満を感じている手書きの診療情報提供書ですが，本項の研修医のように，複数の目で検討するというのはとてもいいアイディアです．達筆であるほど，解読できたと思っても自分の勘違いもあるので，「ねぇ，これ，なんて書いてあると思う？」と周囲に聞いて，答えが一致するかどうか確かめるといいです．医療安全の基本，ダブルチェックですね．

　読めない字には，くずし字と，クセのある字があります．くずし字であれば解読するアプリ[3]もあるのですが，書き手のクセで読みにくい字はパターン化が難しく，さすがのAIでも太刀打ちできません．決まった人のクセ字なら，繰り返し学習させることでいずれ自動的に解読できるようになるかもしれませんが，初めての紹介医からの診療情報提供書ではお手上げです．

　くずし字にしてもクセのある字にしても，わたしが解読するときのコツは，まずどのような書き順で書いたのかをたどってみることです．一見読みづらい文字も，小学生の漢字練習よろしく空でなぞってみると，あら不思議，一発で読めたりします．誰もが学校で繰り返しトレーニングされた共通の書き順をしているので読めるのですね．こんなところにも義務教育の成果があったとは！　もっとも，「左」と「右」の「ナ」の書き順が一緒など間違った書き順で覚えていると効き目がないので，ご注意を．

　また，内容を予測しながら読むのも有効です．「発熱，○○，○○，咽頭痛」とき

JCOPY 498-14842

たら，あぁ「咳，痰」がきそうだよね，と普通に想起できると思います．薬剤名などはパソコンの予測変換のように当たりをつけるといいですが，名前が似ている「アレロック®」と「アテレック®」などの誤読に注意してくださいね．

どうしても判読できない場合の最終手段は，勇気を出して電話で問い合わせることです．それじゃあ，診療情報提供書の意味がないと言われそうですが，そもそも紙一枚のやりとりで真意を伝えるには限界があり，直接話をしたほうが得られる情報量が圧倒的に多いです．病診連携で一番いいのは直接会って話すこと[4]ですが，電話であっても声のトーンや口調で相手の人柄がわかるので，積極的に電話してみるのがおすすめです．

字が読めるかどうかよりも大切なこと

診療情報提供書の字が読めないこともさることながら，内容が不十分で困った経験はありませんか．診療情報提供書を発行する目的は，適切に診療を引き継ぐことです．自分の診療について記述する際，常にもらった相手がどのような情報を必要としているかを考えることが大事です．診療所に逆紹介する場合，例えば肺炎で入院した経過について，検査データの詳細や，いつからいつまでどんな抗菌薬を使ったか，培養の結果は何か，詳細に書いていませんか．もちろん，これらの情報も大事なのですが，診療所としてはむしろ，今回の肺炎の誘引は何だったのか，嚥下機能はどうか，痰の吸引は必要か，食事を摂る際に気をつけるべきことは何か，肺炎が再発する可能性はどれくらいあるのか，また肺炎以外に入院中にどのように考えて内服薬の整理を行ったか，ADLはどうか，他にどのような健康問題があって今後どのようなことが起こると予想されるのか，診療所医師として何に注意して経過を追えばいいのか，どのようなときに再び病院に紹介すればいいのか，などといった情報が有用です．自分が発行する診療情報提供書が価値あるものと思ってもらえるように，普段から意識していきたいですね．

受け取った診療情報提供書に情報が足りないと思ったときには，他山の石として自分はそういった情報をきちんと記載するように心がけていきましょう．

診療情報提供書の今後

とはいえ，そもそも診療情報提供書を発行しなければならないこと自体が煩わしいですよね．わざわざ書類を作成するのは手間ですし，受け取った側もその情報をカルテに打ち込んだりする作業が必要になるわけですから，非効率だなといつも感じています．全国で電子カルテがオンライン化され，どこでも患者さんの電子カル

テ情報が共有できるようになれば，カルテ記載そのものや薬剤情報が閲覧できて，診療情報提供書自体がなくなる日が来るかもしれません．やっと厚生労働省もその方向で動き始めました．健康保険証がマイナンバーカードに統合され処方箋データベースが共有できるようになるのは，その第一歩ですね．

　一方で，診療情報提供書の作成は，これまでの経過を見直すきっかけになります．患者さんの情報を整理することで，意識できていなかったことや見落としていたことをフォローすることができます．退院後に病歴要約を作成しているときに，あれが抜けていたと気づいた経験はありませんか．診療情報提供書が不要になった場合，こうした拾い上げをする機会が減ってしまうことには注意が必要です．

さいごに

　手書きの文字は書き手の人柄が出るので，紹介してくれたのはどんな先生かな〜と想像しながら読む楽しさがあります．プリントアウトされた診療情報提供書でも，誤字脱字や誤変換があると，おっちょこちょいだな，忙しくて慌てていたのかなと思ったりもします．手書きの字が読めないとイライラしますが，パズルや難読筆跡鑑定のつもりで解読してみれば，案外楽しめるかもしれません．読みにくいことも前向きに捉えましょう！

《参考文献》
1) 厚生労働省．電子カルテシステム等の普及状況の推移．https://www.mhlw.go.jp/content/10800000/000938782.pdf（2022 年 12 月 15 日閲覧）
2) ケアネット．紹介状で困っていることは何ですか．https://www.carenet.com/enquete/drsvoice/cg003636_index.html（ログイン必要）（2022 年 12 月 15 日閲覧）
3) みを（miwo）：AI くずし字認識アプリ．http://codh.rois.ac.jp/miwo/（2022 年 12 月 15 日閲覧）
4) 南郷栄秀，岡田 悟，藤沼康樹，他編．病院総合診療科×診療所 病診連携ケースカンファ集 土曜日の紹介は嫌われる．南山堂；2017.

JCOPY 498-14842

志望科とほとんど関わりのない科を回っているとき，モチベーションが上がりません．よいモチベーションの保ち方は？

研修医の回答

田中美帆

確かに，どんなに医師になりたくてなった人でも，2年間ずっと同じモチベーションで勉強し続けるのは難しいかもしれない．

ただ，医療においては知らなくていいことはないと思う．どんなに関係のない科だとしても，志望科に活かせることはないかと探して学び続けていくことはとても大切なことだ．と，頭ではわかっていてもやる気が出ないときは，正直……ある……．

対処法を挙げるとすれば……

今後コンサル（テーション）をかける可能性があるかもしれない，と考える．コンサルをかける上でも最低限の知識は必要だし，何も知らずにコンサルをかけて恥をかきたくない！　と自分のプライドを駆り立てて取り組むなどはどうだろうか．また，志望科が研修医を始める前と後でかなり変わる場合もある．初めはあまり興味がもてなかったことでも，意外と後々興味が出てきたりすることもあるので興味がないと切り捨てるのはもったいないような気がする．入局してしまうと，なかなか専門以外の科には携われなくなるので，やはり研修医のうちは手広く知識を集めるのが得策と考える．

難しい問題ですね．これは先生が研修医としてどのように学びに向き合うか，という観点でも重要な課題ですが，先生が指導医となったときに後輩の研修医にどのように学んでもらうか（指導をするか），にも関わる重要な課題だと考えました．

　教育学の手法に，フロリダ州立大学のジョン・ケラー先生の「ARCS モデル」図があります．つまり，Attention（注意）や Relevance（関連性）がないと学びのモチベーションが上がらないので，まずは自分自身がその学びに興味をもち関連づけさせる，その上で，Confidence（自信）をもち Satisfaction（満足感）も上げる，というものです．いずれ先生も他科へのコンサルテーションで関与するような事項であれば，それは今のうちにしっかりと学ぶべきです．ご自身でそのように考え，しかもプライドをもってご自身を奮い立たせ学ぶ，のは素晴らしい方法だと思います．

　わたしが関わる救急領域は，特に将来どの科に進んでも必ず関わる内容が数多くあります．そのような内容は，先生が今後進まれる専門科領域とは関係なくても，医師として知っていて，もしくは実技ができて当たり前，ということもあるかと思います．

　きっと研修医の先生方は，志望科のことには興味があっても，それ以外の医師として必要なことの全体像をまだわかっていないこともあるのでは？　そのような事項は興味があるなしで片づけてよい内容ではなく，先生の将来のためにも，ご自身

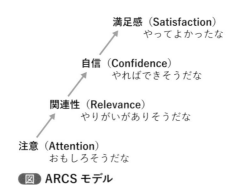

満足感（Satisfaction）
　　やってよかったな

自信（Confidence）
　　やればできそうだな

関連性（Relevance）
　　やりがいがありそうだな

注意（Attention）
　　おもしろそうだな

図　ARCS モデル

（J.M. ケラー．学習意欲をデザインする．北大路書房；
2010．p.10 [1] より改変）

JCOPY 498-14842

がご担当されるであろう患者さんのためにも，絶対に身につけたい知識ですし技能です．可能であれば前述のように，関連性を考えながら先生の学びのモチベーションを上げ，自分に納得いただき，しっかりとした学びの機会につなげるのがよいのではないでしょうか？

さらに，わたしは過去の事例の成功例だけでなく，逆に過去の事例の失敗例も伝えることが多く，どの科に進んでも決してこんなことはしないで！ というようなメッセージを伝える場合もあります．是非，そんな意味でも「わたしにも関係あるかも！」と思える学びの機会につなげましょう．

「Just in time」な学びを！

研修中に，何か先生が悩むような事項が起こったとき，それは学びのチャンスでもあります．先生が「このような場合にはどのように考えたらよいのだろうか？」，「どのように対処したらよいのだろうか？」と頭の中で考えているはずです，つまり，すでに先生の中での内省が始まっています．そんなときは学びのビッグチャンスですよね！ 日本語でも「鉄は熱いうちに打て」ということわざがありますが，英語でも「Just in time」という言い方をします．その学びのビッグチャンスを生かすことが重要です．もしそんなチャンスが訪れたときにはそのチャンスを逃さずに先生の学びにつなげてください．

《参考文献》
1）J.M. ケラー，著，鈴木克明，監訳．学習意欲をデザインする．北大路書房；2010．p.10.
2）鈴木克明，監修，市川 尚，根本淳子，編著．インストラクショナルデザインの道具箱101．北大路書房；2020.

SURVIVAL 27

病棟スタッフの顔や名前が覚えられないときはどうすればいいの？

研修医の回答   新井田苑佳

　1〜2カ月で各病棟を移動する運命にある研修医にとっては，病棟スタッフを覚えることはかなり大変なことだ．しかし，名前を覚えることはお世話になる相手への礼儀であり，コミュニケーションをとる機会も多い病棟スタッフの名前を覚えることは，ストレスフリーな病棟業務への一つの近道になるだろう．

　人の名前を覚えることが苦手なわたしが普段意識していることを紹介する．

　　① 初めての人には自己紹介＋挨拶
　　② お世話になる順で覚える
　　③ 看護師担当表で名前を確認

　月初めは看護師長への挨拶から始まる．その後もとりあえず全方位に自己紹介，挨拶をしていく．「初めましてですが，○月からお世話になります，研修医の△△です．□□のオーダーに関してなんですが，……」というような軽い形だ．短い期間しかいない研修医は病棟スタッフからしても覚えづらい存在だ．初めて話すときに一緒に自己紹介をしてしまえば，相手からも自己紹介をしてもらえ，覚えてもらうこともできる．かと言って，その場で顔と名前を覚えるなんてわたしにはできない．

　覚えやすい順番としては，看護師リーダー→薬剤師→担当患者さんの看護師，だろうか．お世話になる頻度が高い順に覚えるとよいだろう．各病棟に看護師担当表がある．その日のリーダー，担当患者さんなどが表になったもので，名前とPHS番号が書いてある．話しかけるときに必ず表を確認し，できるだけ名前で話しかけるようにすることで少しずつ覚えていける．

108

JCOPY 498-14842

人の名前と顔が覚えられない

　とにかく人の名前と顔が覚えられない．そういう人は多いと思います．わたしも
その一人で，患者さんの名前もなかなか覚えることができません．ベッドサイドで
はもちろん，ベッド柵にかかっている名札をすかさず確認します．点滴を落として
いたら，薬剤名を確認するふりをしてさり気なく患者名をチェックしたり，おもむ
ろに脈をとってリストバンドの名前を確認したりと，まぁいろんな手を使っていま
す．廊下では，声をかけられたらどうしようとビクビクしながら歩いています．ベ
ッドに横になっているときと起きているときとで，顔の印象も違ったりするんです
よね．記憶力のいい人って本当にうらやましい．

病棟スタッフの顔や名前を覚えるコツ

　新しくローテートする病棟のスタッフは初めて会う人ばかりなので，不安になり
ますね．こう見えてシャイなわたしは，なかなか声をかけられずにモジモジしてし
まいます．本項の研修医のように勇気を出して，先手を打って自己紹介をするのは
いいですね．挨拶をすれば，相手も名乗ってくれますから，自然に相手の名前を聞
き出すことができます．ただ，このテクニックは初回しか使えません．うっかり一
度挨拶した相手に再度自己紹介してしまって，先日ご挨拶しましたが……と言われ
るとハズカシイ．看護師さんはシフト制なので，初対面の人と挨拶済みの人が混在
するのが悩ましいです．

　お世話になる人の順に覚えていくのもいいですね．頻繁に言葉を交わす人の顔と
名前を押さえておけば，ひとまず仕事がスムーズになります．病棟師長さんや主任
看護師さんといったキーパーソンを押さえるのも大事ですね．

　看護師さんは人数が多いので，一度に名前を覚えるのは大変です．自分の担当患
者さんを担当してくれるその日の看護師さんが誰なのか，朝病棟にいったらまず，
病棟の担当表で確認しましょう．病棟によってシステムが異なりますが，担当看護
師さんではなく，その日のリーダー看護師さんが一括して医師の指示を受ける方式
で行っている場合には，まずその日のリーダー看護師さんの名前を覚えてしまうの
がポイントです．

忘れる前提での使えるコツ

　元来，人間の脳は忘れるようにできているので，なかなか顔や名前を覚えられないのも仕方のないことかもしれません．それでも，少しでも記憶に定着させるために，昔から有効とされているいくつかの方法をご紹介します．

　まず，声をかけるときに，意識的に何度も相手の名前を呼ぶことです．受験勉強で英単語を覚える際に，とにかく繰り返し唱えた人もいるはずです．何度も声に出して呼ぶうちに，自然に覚えることができるでしょう．また，相手の特徴と関連づけるのもよいです．決まった髪型やメガネ，愛用している小物，口癖など，目印になるものをみつけて覚えるといいでしょう．以前は，ほくろの位置など顔の特徴で覚えたりしていましたが，コロナ禍でマスクを着用するようになってしまい，よりわかりにくくなってしまいました．同姓または同名の芸能人を連想するのも一法ですね．珍しい名前なら，どちらに多い姓ですか？　と自然に聞くこともできます．出身地や趣味などとリンクさせるのもいい方法です．普段から，ちょっとしたときに仕事以外の雑談ができるといいですね．あまり根掘り葉掘り聞くと嫌がられるかもしれないので，ほどほどがいいですが．何か関連づけられるものをみつけたら，なるべく想像力を働かせて具体的なイメージを映像化するといいです．人は物語が好きですから，ストーリーとともに覚えると，名前も自然に出てくるようになりますね．

　間違いやすい名前の場合には，読み方を変えたり，ニックネームをつけてしまったりするのも一つの方法です．わたしの尊敬する友人に「萩野先生」という医師がいますが，いつも「荻野先生」と間違われて怒っています．わたしは，「ケモノでないハギィ先生」と覚えています．「橋本さん」だったら，「橋元」か「橋下」かわからなくなるので，「ハシボンさん」と覚える，といった具合です．

　さらに，感情を伴うと印象が深まって，覚えやすくなります．優しい一言をかけてくれた人や親切に助けてくれた人は，その流れで名前を覚えられますし，逆にイラッとしたり何かをやらかしたりして陰性感情を抱いたときも，それをきっかけに覚えられることが少なくありません．

　ローテーションの始まりなど，特に最初のうちは，名前がわからないのも当然です．「聞くは一時の恥，聞かぬは一生の恥」と言いますから，わからなければ素直に名札を見て，お名前は何とおっしゃいましたか？　と聞いてしまいましょう．ただ，名札は覗き込まないとよく見えず，揺れていると文字は読み取れませんし，そもそも名札の文字が小さすぎて見づらいこともあります．視認性に配慮した名札のデザインにしてもらいたいものですが，以前働いていた病院では，ユニフォームの肩に

JCOPY 498-14842

名前が印字または刺繍されていて，確認が容易だったのでとても助かりました．

どうしても覚えられないとき

　記憶力が悪いわたしは，自己紹介の際に，「なかなか名前が覚えられないので，申し訳ないけれど何度も名前を聞くかもしれません」と宣言してしまうことも多いです．そうすると，繰り返し聞くことのハードルが下がります．

　声をかけようとしてどうしても名前が出てこないとき，最終手段は，「先生」「看護師さん」「薬剤師さん」など職業名で呼ぶことです．そうできてしまうのがこの業界のいいところではありますが，誰しも，職業名で呼ばれるよりも名前で呼ばれたいと感じるものなので，やはりできるだけ顔と名前は覚えたいものですね．

さいごに

　顔と名前を覚えることは，相手を尊重し，良好な人間関係を構築するための基本です．とにかく反復あるのみ．意識的に名前を確認して，記憶を定着させるよう心がけましょう．

SURVIVAL

有給休暇ってとっていいの？

28

研修医の回答

森脇優人

　労働者の義務としてむしろ消化しなければならないと考えている．ただし，「明日休みます」というのはさすがに迷惑がかかるので最低でも1週間前には報告が必要だと思う．また，外科では手術日は外してほしいなどの要望があるかもしれないので，もしとりたいと考えている日があればローテーション初日にそれとなく有休をとりたい日について上級医に言っておく，その科をすでにローテートした同期などに確認することをおすすめする．

　わたしの研修病院では年間10日の有休が与えられており，そのうち5日は必ず消費しなければならないことになっている．基本的には事務などを通さず上級医に直接交渉する．麻酔科の場合は1週間前に手術の予定が組まれるので，必ずそれ以上前の申告が必要だった．また，3月は上級医も有休を消化することが多いため，比較的気軽に頼みやすかった．

　有休は頼みにくいことかもしれないが，無理して働くよりは，休みたいときはきちんと休んで，オンとオフの切り替えをしっかりすることが研修医生活を乗り切り，そして成長するためにも重要なのではないだろうか，と休みをとるのに躊躇しないように無理矢理自分に言い聞かせている．

JCOPY 498-14842

● 上級医のコメント　　　　　　　　　　中山由紀子

「有給休暇ってとっていいの？」という問いに対して，一言で答えるなら「当たり前よ〜！　とらなきゃダメよ〜！」となります．

まずは基本の確認をしましょう．有休とは有給休暇の略で，一定の条件を満たす労働者に付与される，賃金が減額されない休暇のことです．一定の条件とは，

① 6カ月以上勤務している

② 勤務日数の8割以上勤務をしていること

になります．

年10日付与され，以降は継続勤務年数に応じて1年毎に1日ずつ，継続勤務3年6カ月以降は2日ずつ増加し，最高20日付与されます（労働基準法39条）．有休には時効があり2年間でとらなかった分は消滅します．

また，日本人の有休取得率の低さを改善するため，厚生労働省は2019年4月から少なくても5日間は必ずとること（とらせること）を義務化しました．もちろん医師も例外ではありません．非常勤医師に対しても上記条件を満たす場合，労働日数に応じて有休が付与されます（年次有給休暇の比例付与）[1, 2]．

では，現状はどうでしょうか？

若いうちは休まず働き成長したいという想いが強かったり，体力的にも無理ができてしまうため，休むことの大切さを理解できないこともありますね．他にも医師の世界では，慢性的な人手不足で"休みたくても休めない"といった深刻な事情を抱えている職場も少なくありません．医師10万人以上が参加する医師専用コミュニティサイト Medpeer（https://medpeer.jp）が2016年に会員医師3,370名を対象に，有休の取得についてアンケートを実施したところ「ほとんどとれていない」が最多で約4割（39.6%）でした．また，5割以上取得している勤務医は約2割でした[3]．

医師だけでなく，前述の通り日本人全体の有休取得率が低く，日本政府は2025年までに有休取得率を70%にすることを目標にしています（2019年は過去最高で56.5%）[4]．

とはいえ，有休は義務であり権利であるからと，同僚や患者さんのことを考えずにみんなで一斉にとりたいときにとり出したら，職場は混乱しそうです．

例えば，異動の時期である3月にまるまる残った有休を一気に消化する医師が多くなると，残る医師への負担が非常に大きくなるという問題を病院は抱えることが

あります．"3月になると病気も怪我も減る"，ということはないですからね．

　労働者から有休の申請があった場合，病院側は断ることはできません．そのかわり病院側には時季変更権というものがあります．労働者がその時季に有休をとることにより病院機能の正常な運営ができなくなる場合に，有休をとる時季をずらすことをお願いする権利です．有休は労働者の権利であると同時に，労働者は所属する組織に対して仕事上の責任にコミットする義務もあります．社会人として，そのあたりのバランスも上手にとりたいものです．医師も病院も「有休のご利用は計画的に」ということですね．

　当院ではこの原稿を書いている時点では初期研修1年目の先生には入職時に1週間（5日間＋週休2日）の休みを指定して最初にローテーションに組み込んでおり，残りの有休は各自でとりたい時期を決めてもらっています．とりたい時期が決まったら同じ期間ローテートする研修医と，ローテートする科の上級医に事前に了解を得て，初期研修医を管理する事務に報告して管理してもらっています．当科の場合はそれを受けて，できるだけスタッフや専攻医の勤務を厚くするなどの調整をしています．

　初期研修2年目の先生の有休は1週間ずつ，とりたい時期が決まったら同様にローテーション予定の科の研修医と上級医に事前に了解を得た上で，事務に報告してもらいます．だいたい就職活動（専攻医プログラムの見学・面接）のために夏頃に1週間（5日間＋週休2日），3月末の新生活準備に1週間（5日間＋週休2日）とっている研修医が多いです．同じローテートをする予定の研修医が複数，同じ時期に休みを希望しているなど，調整困難な場合はチーフレジデントが間に入り，研修医全体のローテーションを見直すなどの対応することがあります．

　本項の研修医のやり方はどうでしょうか．

　「迷惑がかからないように最低1週間前には上司に報告する」「ローテーション初日に上級医に休みたい日を伝える」というのは素晴らしいですね．科や病院によって，できれば休みをずらしてもらいたい日もあるはずなので，できるだけ早めに相談して，その科のスケジュールに組み込んでもらうのが，チームとしてやりやすいのではないかと思います．

　一方，科によっては直前に，例えば明日は予定の手術もなく暇になる，と予想できる場合もあり，上司と相談して急遽翌日に有休を消化するというのも悪くないかもしれません．就業規則に「〜日前までに申請しなければならない」と設定されて

いることもあるので，確認しておくとよいでしょう．

　大切なのは，仕事上の責任をコミットしつつ休みもしっかりとる，ということですね．そうして，今後の医療界のためにも，上手に有休をとれる指導医になってもらいたいと思っています．

《参考文献》
1）厚生労働省，都道府県労働局，労働基準監督署．年 5 日の年次有給休暇の確実な取得　わかりやすい解説．2019 年 3 月．https://www.mhlw.go.jp/content/000463186.pdf（2022 年 12 月 15 日閲覧）
2）全国社会保険労務士会連合会，日本医師会．働き方改革 法改正で何が変わるの？　長時間労働是正 編．2019 年 3 月．https://www.med.or.jp/dl-med/kinmu/hatarakikata_leaflet1.pdf（2022 年 12 月 15 日閲覧）
3）Medpeer 会員医師へのアンケート調査．「有給休暇はどのくらい取得できているか？」について，勤務医の 4 割は「ほとんど取れていない」と回答．2016 年 6 月．https://prtimes.jp/main/html/rd/p/000000070.000010134.html（2022 年 12 月 15 日閲覧）
4）厚生労働省．報道発表資料 10 月は「年次有給休暇取得促進期間」です．2021 年 9 月．https://www.mhlw.go.jp/stf/newpage_21144.html（2022 年 12 月 15 日閲覧）

研修医の回答

森脇優人

　研修医生活も数カ月経ち採血，ルート確保，血培採取，動脈採血など一人でもこなせることが増えてきた．そんなとき，「この患者さん，呼吸状態悪そうだから動脈血ガスとっといて」と頼まれた．動脈採血はもう何度も経験したしお安い御用と意気揚々と準備を始めたものの，そこで気がつく．「この病棟，来たばかりで物品の場所がわからなかった」と．任された喜びのあまりに自分は何度もこの経験をしている．

　わたしはこのような状況に陥ったときは，まずはいろんな引き出しを開きまくり，アルコール綿だけでもみつける努力をする．そして看護師さんが通りすがるのを待つことが多い．それから「○○するのですけど，アルコール綿しかみつからなくて，他の物品どこですか」と，努力はしましたアピールをしながら申し訳ない気持ちを前面に出して尋ねるようにしている．看護師さんも忙しいと思うので，急ぎの採血でなければ最大限の努力と配慮を心がけている．というのは表向きの感情で，忙しそうな看護師さんに話しかける勇気がないのが本音である．上級医が近くにいるのであれば上級医に聞く．しかし，大抵の上級医も病棟の物品の場所までは把握していないため，結局上級医が看護師さんに尋ねることになる．そもそも物品の場所がわからないことを頼まれたときに思い出すことができれば一番なのだが……．

● 上級医のコメント　　　　　　　　　田村謙太郎

　上級医が君ならできると判断し仕事を任せようとしたときに，気持ちよく返事を
して引き受ける．これは素晴らしい研修医の態度です．是非これからも続けてくだ
さい．

　わたし自身研修医時代に先輩に言われて以来，今でも心がけていることがありま
す．それは「当直の晩，夜中に呼び出されたときは気持ちよく返事をして，サッと
病棟にいけ」ということです．あなたが病棟から呼び出されたということはおそら
く医者が病棟へいかなければならない状況が生じているということです．感じの悪
い返事をしてグズグズしていてもどうせ病棟にいかなければならない状況に変わり
はありません．だったら気持ちよく返事をして素早く病棟にいくほうが，呼び出さ
れた自分も呼び出した病棟のスタッフも気持ちよく仕事ができます．これは医師と
して働く以上，一生忘れてはいけない方針です．医者として仕事を頼まれたら気持
ちよく返事をしてサッといく！　是非これからもずっとこうした姿勢をもち続けて
ください．

　さて，今回問題になっている状況，採血などの物品がどこにあるかわからない，
採血した検体をどこにもっていけばよいかわからない，という場合への対応につい
てです（もちろんそれぞれの病棟で保管場所が違っていることもありますので）．そ
の物品を置いていそうな場所を探してみて，それでもみつからなければ，病棟のス
タッフに尋ねることになるでしょう．検体の取り扱いについてもその病棟のきまり
ごとがあることも多いので，結局，その病棟で働くスタッフに聞くしかありません．

　ここで2点，意識してもらいたいことがあります．1点目は同じことを何度も質
問することがないように，こうした情報は一度質問したらきちんと記録しておく仕
組みをもっておくこと．2点目はこうした質問をしやすい人間関係を作っておくこ
とです．

　まず1点目，自分なりのメモ，記録の仕組みをもっておくことについて．おそら
く今研修をしているみなさんの多くはスマートフォン（スマホ）にメモをするのが
当たり前になっていると思いますが，やはり手書きができるメモ帳とペンも使うこ
とをおすすめします．その場では素早く手書きのメモを書き，あとで時間があると
きにスマホにメモを残しましょう．スマホにメモを残すというのは，その場で紙に
メモを書くのに比べるとどうしても時間がかかりますし，電源が切れてしまってメ

モが残せないということもありえます．上手にメモ帳とスマホを使い分けてくださ
い．また，スマホでどうやってメモを残すかも大事です．使いやすいアプリを探し
て，残したメモを簡単にみつけられるような仕組みが必要です（例：Evernote や
aNote など）．

　次に2点目，忙しい病棟のスタッフに質問しやすいような人間関係を日々作って
おくこと．研修医として病棟で働いているとわかると思いますが，病棟のスタッフ
はそれぞれのシフトの中で非常に忙しく働いています．そうした忙しい病棟のスタ
ッフに助けてもらわないといけない．つまり自分のために時間を割いてもらわない
といけないと考えれば，「この研修医は頑張っているから助けてあげよう」と思って
もらえるような態度を常日頃からとっておくべきです．

　そこで，次のような質問を自問してみてください．あなたは毎朝気持ちよく元気
に挨拶をしていますか？　病棟スタッフの名前は覚えていますか？　何か仕事を頼
まれたときに気持ちよく返事をして，すぐにその仕事にとりかかっていますか？
そして何よりも担当している患者さんやご家族に親切にしていますか？

　病棟スタッフは患者さんとの距離が近く，患者さんに優しい研修医を高く評価し
てくれるものです．患者さんに好かれる研修医は病棟スタッフにも好かれているは
ずです．研修医らしく患者さんのために一生懸命働くことが，病棟のスタッフに助
けてもらえる研修医になるということです．

　メモをとること，病棟スタッフとよい人間関係を築くことを実践するために，み
なさんにおすすめしたい習慣があります．それは"新しい病棟で働き始めたとき，
まずその病棟スタッフの名前をメモして早く名前を覚える"ことです．これを実際
にやってみると研修する科が変わって新しい病棟で働き始めたときもすぐにいい人
間関係を築くことができて，研修医として働きやすい環境になると実感できると思
います．とてもおすすめです．

　新しい科での研修が始まったら，まず真っ先に手帳に病棟スタッフの名前を書き
出し繰り返しそのメモをみて，とにかく早くスタッフの顔と名前を覚えるように心
がけます．

　ここでメモをとるときの注意点があります．それは万が一そのメモを病棟スタッ
フに見られても嫌な顔をされないように「そのスタッフをほめるセリフをつけてお
くこと」です．「怖い主任」と書く代わりに「仕事がビシッとできる〇〇主任さん」
とか「ふとった眼鏡の婦長」ではなく「柔和で優しそうな眼鏡の□□婦長さん」と
メモしましょう！（本当に大事なことですよ!!!）

　もちろん担当の患者さんの名前も同様に覚えて毎日名前を呼んで挨拶するように

JCOPY 498-14842

しましょう．名前というのはわれわれ人間にとって，おそらく最も大切な言葉です．例えば，意識障害を評価する見当識の質問において"時，場所，人"の質問をしますが，最後まで間違えないのは自分の名前です．

　人は自分の名前を覚えてくれる人，自分の名前をきちんと呼んでくれる人に好意をもつものです．同じ病棟で一緒に働く仲間としてその病棟のスタッフの名前をきちんと覚えてその名前を呼ぶことはよいチーム作りに欠かせないことなのです．

　是非，病棟スタッフの名前，担当の患者さんの名前をちゃんと覚える研修医になってください．医師としてそうした習慣を身につけることも大事な研修の一部だと思います．

《参考文献》
　デール・カーネギー．人を動かす．文庫版．創元社；2016.
　（人に好かれる極意，名前を覚えることの重要性がわかりやすく書かれています．読みやすくおすすめです．）

SURVIVAL 30

カンファレンスで突然プレゼンテーションを任されたらどうする?

研修医の回答

森脇優人

　ローテートしている研修医が自分一人であり,カンファレンスのプレゼンテーションをすべて一人で行わなければならないことがあった.自分が休みの間に増えた新規入院患者さんの対応なども含めて行わなければならず,大変な1カ月であったが充実した1カ月であった.

　そんなとき,確認を漏らしてしまっていた新規入院患者さんについてのプレゼンがあった.そのとき,わたしは「休みの日の新入院で直接見ておらず確認できてませんでした」と謝罪し,断ってしまった.上級医のカルテに沿って要所要所を拾い読みすることはできるかなと思ったが,ちぐはぐなプレゼンをするくらいならやめておこうと判断した.それでよかったのだろうか…….

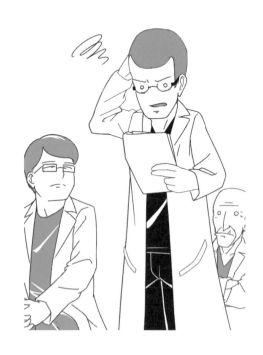

JCOPY 498-14842

●**上級医のコメント**　　　　　山中萌奈美，永井友基

研修医のときは，上級医にプレゼンテーションをする機会がたくさんあります．近年，働き方改革で研修医の先生方は休みをとるように言われていますので，自分が休んでいた日に入院した患者さんを把握するのはとても大変ですよね．ましてや，知識がほとんどない診療科の研修中に予習もせずにプレゼンをするように言われても難しいのは当たり前だと思います．

できていなかったことをまず正直に謝ったのはとてもよかったですね．その上で「カルテを見せてもらいながらプレゼンテーションさせてもらってもいいでしょうか？　○○先生（担当の上級医の先生），不足な部分がありましたらサポートいただければ嬉しいです」と言えたら，よりよかったかなと思います．科の雰囲気もおおいに影響すると思いますが……．

こういうピンチのときは焦りますよね．ポイントは二つなのかなと思います．一つは「基本の型」，もう一つは「失敗からの成長」だと思います．

「基本の型」から見ていきましょう．

今回はフルプレゼンテーションが求められていると思います．フルプレゼンテーションも診療科毎にやり方というのがあると思いますので，それに則ってやりましょう．もう少し一般化すると「TPOに合わせて型通りにプレゼンテーションを行うこと」です．医療現場で行われるプレゼンテーションでは，①フルプレゼンテーション，②ショートプレゼンテーション，③コンサルテーションの3つがあります．フルプレゼンテーションは今回のセッティングのように新規入院患者さんのカンファレンスや，外科の術前カンファレンスなどで用いられ，主訴→現病歴→既往歴→生活歴……現症→検査結果→プロブレムリスト→A&P（assessment & plan）とすべての要素を含み，7分間以内が目安です．ショートプレゼンテーションはすでに入院している患者さんの状態や方針を上級医と相談する病棟回診などの際に用いられ，opening statement（どんな患者さんで何をしているのかをまとめた一言）→患者さんの朝の状態→検査結果→A&Pで，3〜5分間が目安です．③コンサルテーションは他科の医師に方針相談する際に用いられ，1分間以内をイメージして行います．

実際に行うときの注意点も見ていきましょう．言葉だけ聞くと簡単なように聞こえますが，結構難しいですよね．具体的に意識するのは，①相手のニーズ，②しゃ

べり方，③構成です．

① 相手のニーズに合致しているかを考えたことはありますか？　例えば，循環器内科の先生は STEMI のコンサルテーションを受けるときは「ST が上がっているのか？」「いつ発症か？」「バイタルは安定しているのか？」といったことが知りたいと思いますが，コンサルする側が「胸の中央あたりが，もやもやするというか，重苦しいというか……持続時間ははっきりしなくて30分？　いや40分くらいで……」と話していたら相手のニーズを満たしませんね．もちろん胸痛の性状は鑑別診断を考えるときには重要ですが，STEMI と診断がついたのちは循環器内科医としてはほぼどうでもいい情報です．ただ，相手のニーズがわかるためにはそれぞれの診療科や疾患でどんな経過をフォローすることが大事かわかっておく必要があります．フルプレゼンテーションは“全部乗せ”なのであまりあれこれ迷わず型に沿って述べればいいので実は一番簡単です．ショートプレゼンテーションやコンサルテーションのほうが難しくて，求められている内容を話せるようになるには，疾患の勉強や臨床経験を繰り返しながら身につけていきましょう．

② 次に，しゃべり方です．5 finger rules 図 というものがあります．

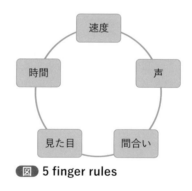

図 5 finger rules

　きちんとした見た目で，早口すぎず，はっきりした声で，適度な間合いで，短時間で行うことが大切です．「言うは易し，行うは難し」ですね．できればプレゼンテーションをする前にリハーサルをしておけると本番はうまくいきますし，わたしが初期研修医のときは「読み原稿」を症例毎に準備して予行練習していました．

③ 構成で一番大事なのは，「型」です．型通りでなければ，聞いている方や自分自身でさえ何を言っているのかわからなくなってしまいます．型は，プレゼンテ

ーションの種類によって変わります．ポイントは，「時系列に沿って話すこと」「objective と assessment が混ざらないようにする」「semantic qualifier を使いこなす」ことだと思います．みなさん，semantic qualifier って聞いたことありますか？　患者さんの訴えをより普遍的な医学用語に置き換えることです．これまで，患者さんの訴えを同じように聞いているはずなのに，自分は全く鑑別が浮かばず，上級医はすぐに鑑別が思い浮かぶ，なんて経験はありませんか？　それはおそらく，上級医の中で患者さんの訴えを医学用語に変換できているからです．Semantic qualifier を是非意識してみてください．

なかなか一朝一夕ではマスターできない内容ですよね．「基本の型」を意識して，準備を入念に行って，繰り返しチャレンジしてみてください．きっと初期研修が終わる頃にはプレゼンテーションが上手にできるようになっているはずです．

2つ目のポイント「失敗からの成長」についても学んでみましょう．そこで大切になってくるのは「失敗との向き合い方」と「失敗の活かし方」です．

「失敗と向き合う」のは結構つらいですよね．わかります．わたしも「仕方ない，仕方ない」と自分に言い聞かせてうやむやにしてしまいそうになることがあります．失敗から学ばないのはもったいないです．「なぜ失敗してしまったのか」を振り返り，分解してみましょう．今回のケースであれば「なぜやるべきだった新入院患者さんの把握をできなかったのか」ですね．どんな原因が考えられるでしょうか？　"元々担当している患者さんの人数が多すぎて手が回らなかった"，"朝準備すべき時間に担当患者さんが急変していた"，"疲労がたまっていて朝起きられなかった"，"前日に飲み会で盛り上がりすぎて朝起きられなかった"，"朝カンファがある曜日であることを忘れていた"などなど，振り返ればきっとたくさん挙げられると思います．M&M（mortality & morbidity）カンファレンスの際にも意識されますが，ポイントは「可能な限り原因を細分化する」「システムの問題と，自分の問題（認知の問題など含む）と，自分だけでは不可避だった問題に分ける」ことです．

「失敗を活かす」ためには，先に分けた「失敗した理由」に対策を考えていきます．システムで防げるものはシステムの改善が一番いいですよね．"朝カンファがある曜日であることを忘れていた" ⟶ "アラームで前日にリマインドするようにする"ですよね．自分の問題であった場合にはなかなか難しいですが，自身を行動変容に導いていくことが大事です．"前日に飲み会で盛り上がりすぎて起きられなかった" ⟶ "前日には飲み会はしないようにする"ですよね．自分だけでは不可避だ

った問題の場合には，"朝準備すべき時間に担当患者さんが急変していた" → "今回の経験を活かして，その場合には指導医にプレゼンテーションをカバーしてもらうように相談する" といった工夫はできるかもしれませんね．本当に不可避な問題であった場合には仕方ない部分もあると思います．

　もう一つ「失敗を活かす」のに大切なのが「レジリエンス」です．こういった「やっちまった」「失敗した」といったときにはレジリエンスがとても大事になってきます．みなさんレジリエンスは知っていますか？　レジリエンス（resilience）とはもともとは「弾力」「復元力」などと訳される言葉ですが，近年は「困難な状況にもかかわらず，しなやかに適応して生き延びる力」とされます．一朝一夕で備えられるものでもないですが，自己理解や感情のコントロール，自尊心を高める生活，自己効力感を高める意識，問題解決志向，他者心理の理解などが重要です．成功したときの達成感や成功体験を大事にしていく，うまくいっている人を見て学ぶ，そういったことを継続していきながら「失敗から学べる」レジリエンスの高い人になりましょう！

《参考文献》
1）マシュー・サイド，著，有枝 春，訳．失敗の科学．ディスカヴァー・トゥエンティワン；2016.
2）讃井将満，志賀 隆．エラーを防ごう！救急 M&M カンファレンス．学研メディカル秀潤社；2013.
3）平野真理．レジリエンスの資質的要因・獲得的要因の分類の試み．パーソナリティ研究．2010; 19: 94-106.
4）生坂政臣．疾患仮説生成：clinical hypothesis generation．日本プライマリ・ケア連合学会雑誌．2011; 34: 77-9.

JCOPY 498-14842

Part 4

医療技術に困ってます！

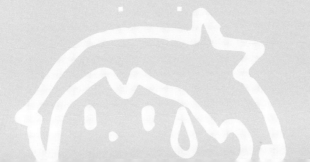

SURVIVAL 31

プシコ患者さんにはどう接したらいいの？

研修医の回答

堀井　翼

　当直をしていると深夜の2～3時頃に，不定愁訴の患者さんが来ることはよくある．眠い目をこすって対応するが，主訴が定まらず何をすればよいのかわからない．「プシコ患者さんです！」といってさっさと終わらせたい．指導医からも「あの人はプシコだね！」という発言もよく聞く．

　しかし，精神的なものであると思って対応していると実は大きな病気が隠れていることがときどきある．患者さんはやはり何か困って病院へ来ているので，なにかしら普段とは違うことが起きているはずなのだろう．しっかりと話を聞いていると，ポロッと重要な情報が出てくることもある．

　研修医は経験も浅く，そこをおろそかにしてはいけないと思っている．さらに，話を丁寧に聞いていると，患者さんの安心感にもつながり症状がおさまったりすることもある．

　しかし……あまりにも長い時間をかけ，他の患者さんを待たせることは避けたい．さらに，医療現場ではよく使用される「プシコ」という言葉は精神疾患の患者さんに対する差別や偏見を助長させる可能性があり，あまり使用すべきではないと感じることもあるが，それもよくわからない．

JCOPY 498-14842

● 上級医のコメント　　　　　　　　　　久村正樹

　不定愁訴だから精神疾患をもつ患者さんとは限りません．このため深夜に救急外来を訪れる患者さんの不定愁訴は「不定に見える愁訴」と捉え，愁訴の原因を探る姿勢が望ましいです．バイタルサインに異常がある場合はもちろん，そうでなくとも不定愁訴の裏には身体症状が隠れていることもあります．質問者の「病院に来るのは普段と違うことが起きているから」と捉える姿勢は素晴らしい．精神疾患だと思われても，まずは身体精査が必要な患者群を　表　に示します．「プシコ」とラベリングすることは，身体疾患を見逃すのみならず，必要な治療が行われない不適切な under treatment に結びつくので避けましょう．

　一方，不定愁訴を訴える人の中に，精神疾患をもつ患者さんもいます．精神疾患のうち，特に内因性精神疾患をもつ患者さんの中には思考過程の障害がある人もおり，これが不定愁訴に見えることもあるでしょう．思考過程の異常には，うつ病患者さんの思考抑制，躁状態患者さんの観念奔逸，統合失調症患者さんの連合弛緩などがあります．いずれも診断の決め手になる，重要な客観症状です．この場合は精神科の治療につなぐことが望ましいですが，思考過程を評価するには精神科の知識やトレーニングが必要で，研修医の先生には難しいかもしれません．このため不定愁訴の原因に緊急性がなく，指導医との相談で精神科につなぐことが望ましいと判断した場合，患者さんには「心配されている症状に，緊急に何かする必要はありませんでした」など伝えてまずは安心させます．その上で「身体に問題があるかどうか救急外来では十分に判断できないので，日中の総合診療科や総合内科を受診され

表　精神疾患に見えてもまずは身体診察の必要な患者群

- 12 歳以下，40 歳以上の初めての精神症状
- バイタルサインの異常
- 見当識障害
- 幻視（幻視は精神症状ではない．意識障害のときに現れるもので，身体疾患が原因である）
- 失禁，発汗，眼振
- 糖尿病あり，心血管系疾患あり
- 数カ月以内の入院歴

（寺澤秀一，林　寛之．精神症状患者の救急，御法度行為とピットフォール．m3.com　2022 年 10 月 20 日 [1] より）

てください」などと伝えます．精神科に関しては「もし検査所見にでないつらさで
あれば，精神科が今のつらさを和らげてくれるかもしれません．精神科は，検査所
見に出ない症状を扱う専門家です」などと伝えて精神科受診につなげるようにしま
しょう．十分な知識がある場合を除き「精神的なもの」「ストレス性のもの」などと
伝えることは禁忌です．患者さんは「気のせいとだと思われた」などと捉え，かえ
って症状が増悪することもあります．

　患者さんの話が長くなるときは，患者さんが訴えを聞いてもらえていないと感じ
ているか，医療者に話を切り上げる技術がないかのどちらかと捉えるとよいです．
面接技術の不足であるため，指導医に相談することをおすすめします．しっかり聞
くとポロっと出てくる患者さんの重要な情報も，指導医はすぐに聞き出すかもしれ
ません．

　質問者の挙げたプシコという言葉は，Psychose というドイツ語から来たものです
す．「精神病」を表す言葉ですが[2]，いつのまにか医療者の中で精神科を表す隠語と
なったようです．ギリシア語起源でありますが，発音が「サイコ」ではなく「プシ
コ」となっているため，ドイツ語を経由して日本語に取り入れられた隠語と考えら
れています[3]．これはウロ（Urologie: 泌尿器科），ギネ（Gynakologie: 婦人科）
のように診療科を表す隠語と同じものでした．しかし，精神科の患者さんは偏見（ス
ティグマ）をもたれていることが多く，そのために「プシコ」は，質問者の挙げた
ような「あの人はプシコだね！」というように否定的な信念をもった言葉になった
ことが考えられます．スティグマは深刻な問題で，患者さんにとっては自身の能力
や可能性を低く見積もる原因となり，就職や結婚など社会参加の妨げとなりえま
す．医療者も，スティグマにより患者さんに必要な医療サービスを提供しなくなる
ことが報告されています[4]．スティグマを克服するには，正しい知識を身につける
ことが必要です．否定的な信念をもってプシコという言葉を使うことは，精神科の
正しい知識がないことを意味しているようなものですから，わからないことの誤魔
化しとしてプシコという言葉を使わないようにするのがよいでしょう．

　精神症状を評価するときは，身体症状同様にきちんとした医学の知識で捉えるこ
とが重要です．自身の解釈や，素人的常識で捉えないようにしましょう．

《参考文献》
1）寺澤秀一，林 寛之．精神症状患者の救急，御法度行為とピットフォール．m3.com 2022 年10 月 20 日．
2）針間博彦．特集 サイコーシスとは何か―概念，病態生理，診断・治療における意義．サイコーシスと「精神病」―概念の歴史的変遷．精神医学．2021; 63: 285-95.
3）江藤裕之，岸 利江子，岩崎朗子，他．医療者間で使われるドイツ語隠語の造語法に関する考察．長野県看護大学紀要．2002; 4: 31-9.
4）安藤俊太郎，近藤伸介，武原信正，他．統合失調症 UPDATE―脳・生活・人生の統合的理解にもとづく “価値医学” の最前線．価値医学 基本姿勢と行動指針，市民・医療従事者のアンチスティグマ．別冊 医学のあゆみ．2017; 261: 949-51.

SURVIVAL 32

プレゼンが上手くできない，何をどれくらい話せばいいの？

研修医の回答
堀井　翼

　研修医は上級医へプレゼンをする機会がとても多い．全部詳しく話そうとすると長すぎると怒られることもあり，さっぱりと簡潔に話すとあれやこれが足りないなどと怒られる．また，各科によって強調すべき点もぜんぜん違う．いろいろなパターンに挑戦し続けることも大事であるが，なるべく怒られたくはない……．

　そこで，わたしが先輩の先生から教わった，だいたいこれを言っておけば間違いのないプレゼンの流れをご紹介する．

1　名前，年齢，性別
2　概略（入院の目的や主な疾患名）
3　現病歴
4　現在の治療内容
5　入院時からの治療経過（検査値，スコア，画像の推移など）
6　今後の予定

　まず，概略を話すことが重要であるようだ．たしかに現病歴を言ってしまうとどこへ向かう話なのか聞いている側はなかなか理解しづらい．結果をお知らせしてから詳細を詰めていくことが重要であると思う．

　また，プレゼンの回数で内容を変更する必要もあるだろう．最初のプレゼンはなるべく詳細に既往歴，家族歴，生活歴を話すべきであるが，2回目以降のプレゼンではなるべく省略し行うべきということである．わたしの場合，時間的に限って言うと最初のプレゼンは6〜7分，2回目以降のプレゼンであれば3分，ベッドサイドなどでは1分以内を意識してプレゼンを行っている．

JCOPY 498-14842

● 上級医のコメント　　　　　　　　　　久村正樹

　プレゼンテーション（プレゼン）とは，聞き手に情報を提示して，理解を得るための手段です．情報を組織内で共有しなければ，いろいろな意見を検討して生かすことができなくなります．

　プレゼンにはいろいろな定義があります[1]．例えば営業プレゼンでは，聞き手に内容を理解してもらうことが目的ではありません．内容を理解してもらうことにより，聞き手に購買やサービス利用などの行動を促すことが目的となります．このため，自分のアイデアや意見を伝え，聞き手に内容を理解してもらうことが目的の「発表」とは区別する必要があるとされています[2]．医学領域では，プレゼンと発表は，区別なく使われていることが多いです．ざっくり言うと，情報共有のためにわかりやすく話すことを，プレゼンと呼んでいるようです．また医学領域において，プレゼンは臨床教育にも重要です．プレゼンの準備は研修医にとって学習の機会となり，指導医はプレゼンを通じて自分の指導が適切であったかを振り返ることができます[3]．

　プレゼンがうまくいかない原因として，プレゼンの主役は聞き手であることに気がついていないことがあります．本項の研修医の回答のようにいろいろなパターンに挑戦することや，流れの型を作るのもよいのですが，聞き手と状況によって型を変えることが効果的です．研修医に向けたプレゼンの型を 表 に示します．この表の「短文サマリー」が，本項の研修医の言う「概略」になります．短文サマリーとは，プレゼンの冒頭で主訴やその持続時間，関連する既往歴をまとめて述べることを言います[3]．いわば「つかみ」ですね．短文サマリーは「誰がどうした」ということがわかるようにするのがポイントで，できるだけ一文にまとめます．

短文サマリーの例

（新患，新入院カンファレンス）

（入院患者カンファレンス，回診）

（救急外来）

65歳女性，○月○日（○時○分）発症のくも膜下出血です．

（コンサルテーション）

65歳女性で，○月○日（○時○分）発症のくも膜下出血と思われます．

表 聞き手と状況に応じたプレゼンテーションの型

型	聞き手	状況	時間	プレゼンの順番
Traditional スタイル	指導医，同僚	新患，新入院カンファレンス	5分	短文サマリー→現病歴→既往歴→家族歴→生活歴→システムレビュー→身体所見→検査所見→プロブレムリスト→アセスメント→プラン
短縮された Traditional スタイル	指導医，同僚	入院患者カンファレンス，回診	2分	短文サマリー→共有されている情報は省略する，あるいは最低限に絞る．共有されていない直近の変化とプランを述べる．プランが未定の場合はカンファレンスで確認する．
Assessment-oriented スタイル	指導医，同僚	救急外来	2分	短文サマリー→アセスメント→プラン→アセスメントを指示する必要最低限の病歴，身体所見，検査所見
Consultation スタイル	他科の医師	コンサルテーション	3分	短文サマリー→コンサルテーションの目的→緊急度→コンサルテーションに必要な現病歴と経過

(本田優希．医学界新聞．2019; 3313号 [3) より改変)

　研修医特有の問題として，経験が浅いために何が大切かを掴めないことがあります．これは日々の臨床と勉強を積み重ねていく必要がありますが，一朝一夕にできることではないため辛さを感じる人もいるかもしれません．普段から疾患の知識のみならず，医療面接法と身体診察法に習熟して，患者から的確に情報収集を行えるよう訓練を続けましょう [4)]．

　表 によると，本項の研修医の「詳しく全部話そうとすると長すぎると怒られる」というのは，入院患者カンファレンスや回診のときに，新患カンファレンスのようなプレゼンをしているからかもしれません．「さっぱりと完結に話すとあれやこれが足りないなど怒られる」というのは，新患カンファレンスのときに，入院患者カンファレンスや回診，救急外来のときのようなプレゼンをしているからかもしれません．「強調すべき点もぜんぜん違う」というのは，先述の通り，日々の臨床と勉強を積み重ねていけばできるようになります（ローテーションの初日と最終日では，患者さんの捉え方が違うでしょ？）．

　そして研修医のプレゼンで最も大切なことは，プレゼンが患者さんの利益につながることです．プレゼンの流暢さを重視するあまり，患者さんの必要な情報が抜け落ちるようでは本末転倒です．たとえ怒られようとも，まずはプレゼンの内容を重視してください．

JCOPY 498-14842

なお，怒るばかりでフィードバックのない指導医からは，距離をとったほうがよいこともあります．「怒る」ということは，指導すべき問題点を発見したということです．指導する側の責任として，問題点を検証し，課題を洗い出して，研修医が課題をクリアできるように導かねばなりません．それがない場合，「なんとなく違う」と思ったことを，気まぐれにダメ出しして，自分が指導できないことを「怒る」ことで誤魔化している可能性もあります[5]．

《参考文献》
1）プレゼンテーション．Wikipedia 日本語版．https://ja.wikipedia.org/wiki/%E3%83%97%E3%83%AC%E3%82%BC%E3%83%B3%E3%83%86%E3%83%BC%E3%82%B7%E3%83%A7%E3%83%B3（2022 年 3 月 21 日閲覧）
2）プレゼンテーションとは？　意味，目的，成功させるためのコツについて．カオナビ人事用語集．https://www.kaonavi.jp/dictionary/presentation/（2022 年 3 月 21 日閲覧）
3）本田優希．症例共有と臨床教育のための症例プレゼンテーション．医学界新聞．2019；3313 号．https://www.igaku-shoin.co.jp/paper/archive/y2019/PA03313_05
4）齋藤中哉．英語で発信！臨床症例提示―今こそ世界の潮流に乗ろう―．医学界新聞．2004；2568 号．https://www.igaku-shoin.co.jp/paper/archive/old/old_article/n2004dir/n2568dir/n2568_10.htm
5）はせおやさい．「怒る」「叱る」「指導する」の決定的な違い．サイボウズ式．2014．https://cybozushiki.cybozu.co.jp/articles/m000330.html（2022 年 3 月 21 日閲覧）

高齢者の貧血，原因がわかりません！どうしたらいいの？

33

研修医の回答

浅野茉莉香

　貧血はどの科でも出会う病態だ．特に高齢者の貧血にはよく遭遇する．貧血には悪性腫瘍が隠れていたりする．また，心不全の悪化にもつながるため放っておいてはいけない．ここでは出血といった急性の貧血ではなく慢性的な貧血について述べる．

① わたしは，まずは他2系統の血球，目視像，網赤血球，MCV，LD に注目し，その結果に従って貧血のフローチャートを進め，さらに必要な検査（フェリチン，ビタミンB$_{12}$，便潜血など）を追加していく．これでスッキリと診断できればいいのだが，なかなかそうはいかないことが多かった．というのも，チャートでは単独の原因を考えて作成されているからだ．高齢者においては一つの要因ではなく複数の要因が重なって貧血を起こしていることが多いように思う．例えば，腎不全患者さんでは純粋な腎性貧血のみであれば正球性であるが，鉄や微量元素（亜鉛，銅など）の欠乏が重なると小球性，大球性を呈することがある．

② 高齢者の貧血は複雑な病態が絡み合っているため，考えられる原因を一つ一つ潰していくしかないと思う．葉酸を補充してヘモグロビンの改善が見られれば葉酸欠乏が要因の一つになっていただろうし，血球減少をきたす薬剤を中止して改善が見られれば薬剤性の造血障害が要因の一つになっていただろう．このように診断的治療も必要だと考える．

本項の研修医の言う①について，わたしも同じようにやると思います．

　大球性（と言っても MCV が 120 以上など）であればスメア（末梢血塗抹：ギムザ染色）を見にいきましょう．わたしは，スメアは初期研修医が修得すべき顕微鏡関連の技術の一つだと思っています（他には，グラム染色，チール・ニールセン染色，メチレンブルー染色）．というのも，末梢血で好中球の過分葉が見られたらビタミン B_{12} 欠乏症を迅速に強く疑うことができるからです．ビタミン B_{12} は入院して食事をとってしまうとすぐにわからなくなるなど，診断には"旬"があるものですが，検査は外注になり時間もかかります．スメアは即座にわかります．そのようなことからも，使える手はうまく使い，またスメアは，ちゃんとやる研修医・やらない研修医にきれいに分かれてしまうので，最初の考え方が大事です．誰も教えてくれなくても（大抵はそんなレクチャーはないはず），こういうところは自分でやりにいかないと得られないところなので，ちょっと頑張ってみましょう．

　ちなみにスメアをやれば，赤血球の破砕もわかりますし，鉄欠乏の菲薄な赤血球もわかりますし，異常細胞もまた赤血球内の異物（マラリアも！）診断できたりもします．ほら，かなりお得だと思いませんか？　こういう重要な武器をどんどん装備してください．スーパーローテ中の自由さは，このような臓器横断的な技術を習得するには好都合です．

　あとは，特に正球性に近いような MCV のときには，わたしは RDW（RBC distribution width）も同時に見るようにしています．RDW は赤血球分布幅のことで，これが広がっている（数値が大きい）と，大小不同が顕著なため，大球性の要素と小球性の要素が混ざっていることになると思います．高齢者貧血の頻度はザックリ，原因不明 1/3，慢性炎症性疾患に伴うものや腎性貧血によるものが 1/3，栄養欠乏が（鉄，葉酸，ビタミン B_{12}）が 1/3 [1] という感じなので，多疾患併存の高齢者では診断が難しいことはわかる一方，併存して複数のものがかぶっていると考えると，落ち着いて考えることができるのではないかなと思います．

　話がそれました．LD を検査に入れるのは赤血球破壊の結果を見ていると思うので，わたしは追加で同様に上がる間接ビリルビン，AST を入れると思います．これも赤血球破壊に伴うものです．

本項の研修医の言う②については，そうですね！　薬剤性はいつも考える，疑わなければ診断できないというのは，薬剤性の原因，たとえば薬剤熱も同じです．アルコールも骨髄毒性があると言われ，それも一つの原因と思います．外来ではそんなことも考えながらお話を伺うと意外にアルコールが原因だった，ああ，それか！ということもあります．

　入院患者さんでは慢性経過のよくわからない貧血が，ある日を境に2回の採血結果で連続で貧血が悪くなるなんていうことはあります．これは入院による原疾患ではなく，別に出血が起こったり，薬剤性の溶血が起こったりしていることがよくあるので（しかもなぜか退院直前にそうなったりする［涙］），なんとなくスルーしないように，仮に採血オーダーをコピペしていてもヘモグロビンは特に気をつけましょう（他に気をつけるのが，クレアチニン，電解質，肝機能，これらは見ていないといつの間にか2回連続で上昇または下降したりするので，うっかりルーティン採血は見落とさないように！）．

　あとは，UAE（unexplained anemia of the eldery）という概念も知っておくとよいと思います．エリスロポエチン産生/反応の低下に非常に早期の骨髄異形成症候群がかぶってることがほとんど，などと言われています．その他には，何らかの炎症性サイトカインの影響，腎機能低下，アンドロゲン分泌低下，骨髄毒性のある薬剤（アルコール多飲）なども複合的にかぶっていることがあります．そのため，こういう場合は原因不明のヘモグロビン10～11 g/dL の軽症の UAE は，一通りの検査をしたあとには，安定した採血は無治療で様子を見てもよいかなと思います．

　もう一つ，それでもちょっと困ってしまうのが徐々に徐々に減ってくる場合，どうするか．一通り内視鏡などをやってもやっぱり何もないという場合，骨髄由来の貧血が残ると思います．大きな病院で血液内科がない，または技師さんが骨髄検査が慣れていない，などで骨髄疾患を詰め切れていないとき，現場ではときどき"骨髄異形成症候群疑い"として，やむを得ない感じで輸血が繰り返されている，などの現場も見たことがあります．

　このあたりは難しいトピックですが，どこまでやるか，どこまでやらないか，を患者さんとご家族ときちんと詰めて，その後の人生と症状などの出現や極端に悪くなったときの状況の想定なども共有し，最もよい形で経過をフォローする他はないかなと思います．本項の研修医の先生がコメントをしてくれていますが，そのことはもちろん大切にしつつ，診断ありきで治療やマネジメントが必ずあるわけではない，この患者さんがどうしたら"よくなる"か，どうしたらより満足されるか，というマネジメント視点も，実際の臨床現場ではとても大事なことと思います．

JCOPY 498-14842

《参考文献》
1）Guralnik JM, Eisenstaedt RS, Ferrucci L, et al. Prevalence of anemia in persons 65 years and older in the United States: evidence for a high rate of unexplained anemia. Blood. 2004; 104: 2263-8.

研修医の回答   浅野茉莉香

　まず，バイタル，意識レベルの確認．これらが崩れていれば重篤な感染症の可能性があるため，まずはすぐに上級医を呼ぶ．その後各種培養を採取し，広域抗菌薬を投与する．

　すでに安定している，もしくは安定したら熱源検索へ．

① 随伴症状：症状からフォーカスを絞り込む．

　例）咳と喀痰増加→肺炎，嘔吐と下痢→胃腸炎

　　しかし，症状が乏しかったり，認知症などで自身で訴えることが難しい患者さんも多い．そのようなときは，服で隠れている部分も含め普段よりもくまなく診察するよう心がけている．

② 患者背景：原疾患や合併症から発症リスクの高い疾患から考えていく．

　例）脳梗塞後→誤嚥性肺炎，寝たきり→褥瘡

③ 検査（血液検査，胸部 X 線，尿検査，培養，造影 CT，髄液検査など）：

　②までで考えられる鑑別疾患と検査結果が合うか確認し，診断・治療を行う．

　わたしは大まかに以上の流れで対応しているが，それでもフォーカスが不明なときは 7D をよく振り返る．

入院中の発熱 7D

- Device：デバイス
- Drugs：薬剤熱
- *Clostridioides difficile*：CD 腸炎
- Decuvitus：褥瘡
- DVT（deep venous thrombosis）：深部静脈血栓症
- Pseudogout：偽痛風
- Deep abscess：深部膿瘍

まずは患者さんのところにいきましょう. 発熱は患者さんが発する, "体のどこか
に異常がある"というサインです. ただ単に頓用指示の解熱鎮痛薬を使用して, 熱
を下げればよいわけではありません. 発熱が何によるものか, 特に治療を必要とす
る疾患が隠れていないかを評価する必要があります. 先生の「バイタル・意識レベ
ルの確認」をまず行うという対応は適切かと思います. qSOFA スコアなどを参考
に, 患者さんの全身状態を評価しましょう. その上で状態が急を要し, 自分一人で
の対応が難しいと判断した場合は, すぐに上級医に相談するという判断も大切なこ
とです. 先生の対応に対して, あえて一つ感染症医の視点からつけ加えるとすれば,
抗菌薬を投与する際は "感染症病名" "微生物名" を意識した上で "広域" ではなく
"どの" 抗菌薬を投与するかを決められるようになるとよいです. もちろん患者さん
の全身状態が重篤で時間的猶予がない場合も往々にしてあるのですが, 感染症病
名を特定した上で微生物を想定する癖をつけておかないと, MRSA（methicillin-
resistant *Staphylococcus aureus*）やカンジダなどの可能性を見落とし, "広域抗菌
薬" であるメロペネムのみを投与しスペクトラムが外れる……といったことになり
かねません.

　入院患者さんにおける発熱の原因は, 外来のそれと比べるとかなり鑑別が限定さ
れます. 主な原因については先生も挙げていますが, 当科ではまず下記について検
討するようにしています 表1 . 感染症・非感染症を区別するためにこのような表
にしていますが, 先生が挙げている「7D」といったツールも広く使われています
し, 漏れがなければ覚え方はなんでもよいです. また, 本稿執筆時点（2022 年 12
月）においては, COVID-19 の院内感染も重要な鑑別です. 発熱に上気道症状を伴
う場合や, 入院後数日での新規発熱, 病棟の患者さんやスタッフに罹患者がいる場
合は, 感染制御の視点からも積極的に考慮する必要があります. また発熱患者さん

表1 院内発熱の鑑別疾患

感染症	肺炎, 尿路感染症, カテーテル関連血流感染症（catheter related blood stream infection: CRBSI）, 手術部位感染症（手術歴がある場合）, *Clostridioides difficile* 感染症（CDI）, 褥瘡感染, 胆嚢炎・胆管炎
非感染症	薬剤熱, 深部静脈血栓症（DVT）, 痛風・偽痛風, 脱水

を診察する際は，疑われる疾患に応じた感染予防策（飛沫，接触，空気）を講じることも心がけましょう．

　先生の回答の素晴らしい点として，患者さんの認知機能の問題により特異的な主訴や症状が所見としてとりづらい可能性に言及している点が挙げられます．特にカテーテル刺入部の発赤・疼痛や膝関節の発赤・腫脹などはこちらから積極的に所見を探しにいかないと，患者さんからは訴えてくれないことが多い印象です．身体診察で発熱の原因がある程度特定できればよいですが，残念ながらそうではないことも多いです．その場合は上記疾患を念頭に置きつつ血液検査や画像検査，細菌検査の結果を参考に鑑別を進めていく必要があります．検査結果の解釈についても注意が必要です．喀痰培養や尿培養から検出された微生物が必ずしも発熱の原因となっていない場合があり（定着菌や無症候性細菌尿），このことを認識していないと不適切な抗緑膿菌薬や抗 MRSA 薬の使用につながってしまいます．胸部 X 線画像で陰影を認めたとしても，細菌性肺炎ではなく，UTI（urinary tract infection，尿路感染症）や胆管炎の影響で嘔吐して誤嚥をきたした像を見ているのかもしれません．院内発熱の原因を確定診断することは意外に難しく，頻度の高い疾患についてひとつひとつ検討した上で，丁寧に除外していくプロセスが必要になることが多いです．

　さて，今まで述べた内容は入院患者さんであれば概ね全員に当てはまる内容ですが，もう一歩進んで個別のリスクファクターについても考慮する必要があります．大きく分けるとすれば，①基礎疾患の影響，②デバイス挿入，③免疫不全状態などが考えられるでしょうか． 表2 はその一例をまとめたものです．

　当然のことですが，入院患者さんにはそもそも入院に至った理由があるはずです．たいていの場合，その原因となった疾患に対して何らかの治療介入がなされているでしょうし，入院の理由とは別に基礎疾患を抱えている場合も多いです．そして患者さん個別の要素が，発熱の原因となっている可能性についても考慮しなければなりません．

　基礎疾患の影響については，悪性腫瘍などで臓器に解剖学的な構造異常がある場合，その臓器をフォーカスとした感染症のリスクが高いということを認識しなければなりません．

　体内に留置されたデバイス関連の感染症では，細菌がデバイス表面にバイオフィルムを形成しているため，抗菌薬が効果を発揮しづらいという問題点があります．そのため，デバイスの抜去や他疾患と比較して長期の抗菌薬投与が必要な場合があります．加えて，患者さんが透析を行っているかどうかは忘れずに確認しましょう．

JCOPY 498-14842

表2 特殊なリスクを有する場合の発熱における鑑別

基礎疾患の影響	基礎疾患に関連する感染症	尿管癌による尿路閉塞→UTI 胆管癌による閉塞や膵頭十二指腸切除術による胆道の解剖学的変化→胆管炎 腹膜播種→微小穿孔による腹膜炎　など
	基礎疾患そのものや治療による発熱	腫瘍熱，血腫吸収熱，輸血後の反応熱　など
デバイス関連	• 人工関節，骨折固定のプレート • 人工血管 • ペースメーカー　などの感染	
	透析がリスクとなる発熱 • 黄色ブドウ球菌菌血症 • 結核 • 透析膜アレルギー • MIA 症候群　など	
免疫不全状態	好中球減少もしくは機能異常	細菌：緑膿菌 真菌：カンジダ，アスペルギルス，ムコールなど ※発熱性好中球減少症は緊急性が高い
	細胞性免疫不全	細菌：ノカルジア，サルモネラ，リステリア，結核・NTM など ウイルス：CMV，VZV，HSV など 真菌：カンジダ，クリプトコックス，アスペルギルス，ニューモシスチスなど 寄生虫：トキソプラズマ・糞線虫など
	液性免疫不全	肺炎球菌，インフルエンザ菌，髄膜炎菌など莢膜を有する微生物
	皮膚バリアの異常	表皮ブドウ球菌・黄色ブドウ球菌　など

（岡 秀昭，感染症プラチナマニュアル Ver.7．メディカル・サイエンス・インターナショナル；2021[1] p.304-6，IDATEN セミナーテキスト編集委員会．病院内/免疫不全関連感染症診療の考え方と進め方 第2集．医学書院；2019[2] p.126-33 より作成）

透析用留置カテーテルの感染やシャントによる解剖学的バリアの破綻だけではなく，腎不全による尿毒症の影響で好中球機能や細胞性免疫の低下をきたすため，黄色ブドウ球菌や結核などのリスクが高くなります．また，透析膜アレルギーや MIA 症候群（透析患者さんにおいて，慢性的な高サイトカイン血症となることで低栄養，動脈硬化をきたす病態）など，透析患者さんに特有の非感染性発熱も鑑別になります．

　免疫不全状態については，まず"免疫不全を分類する"という視点をもつことが大切です．免疫不全には種類があり，それによって想定される原因微生物が異なる

表3 免疫不全の原因

好中球減少・機能低下	固形癌の化学療法，急性白血病，骨髄異形成症候群，造血幹細胞移植
細胞性免疫低下	HIV，ステロイド，免疫抑制薬
液性免疫低下	多発性骨髄腫，脾臓摘出，リツキシマブ，エクリズマブ
皮膚バリア破綻	外傷，熱傷，カテーテルの挿入

（IDATEN セミナーテキスト編集委員会．病院内 / 免疫不全関連感染症診療の考え方と進め方 第 2 集．医学書院；2019 [2] p.27-31 より作成）

からです．また，患者さんの基礎疾患や投与されている薬剤がどのタイプの免疫不全の原因となるかについても知っておく必要があります 表3 ．

　まとめると，まず患者さんの状態を確認し，緊急の対応が必要かどうか判断します．その上で頻度の高い原因に加えて，既往歴や治療内容を確認し，患者さん個別のリスク因子についても把握して鑑別を立てることが重要です．さらに各種検査を施行し，結果を評価するようにしましょう．

　最初は難しいと感じるかもしれませんが，丁寧な問診・診察と鑑別を繰り返すことで身についていくと思います．アセスメントをカルテに記載して思考を整理したり，上級医にプレゼンすることでフィードバックをもらうことも忘れないようにしましょう．

《参考文献》
1）岡 秀昭．感染症プラチナマニュアル Ver.7．メディカル・サイエンス・インターナショナル；2021.
2）IDATEN セミナーテキスト編集委員会．病院内 / 免疫不全関連感染症診療の考え方と進め方 第 2 集．医学書院；2019.

喘息発作・COPD 増悪のときの全身性ステロイドはいつまで使えばいいの？

研修医の回答

石井挙大

　20 歳代，男性．夜間に咳嗽，呼吸困難を主訴に搬送されてきた．COVID-19 既感染者であり陰性確認後も慢性咳嗽が続いていたが，小児喘息既往と夜間・早朝に出現する発作性の咳嗽から喘息発作と考えられた．血液検査と動脈血ガス分析を行い，初期対応として短時間作用性 β_2 刺激薬の吸入を行った．搬送時，咳嗽により会話困難，体動困難であったが，酸素需要はなく，酸素吸入なしで SpO_2 は保たれていた．

　自分のもっていた救急のテキストでは「喘息増悪では短時間作用性 β_2 刺激薬の吸入」としか記載されていなかったが，搬送時の咳嗽が重度と考えられたため上級医とステロイド全身投与を検討した．しかし，同日に当直していた内分泌科の医師からのステロイドまでは必要ないという判断により実施はされなかった．確かに，病棟管理の本を読むと「重症度を決定し，中等症以上もしくは軽症でも吸入薬により十分な効果を得られないときにステロイド全身投与を検討する」とある．だが，本症例では重症度としては中等症以上と考えられたためステロイド投与の検討は十分に考慮されるべき治療法であった．吸入後に咳嗽の改善が見られないことを確認してからステロイド投与をするか，または安易に投与すべきではないのか，少し疑問が残った症例だった．

● 上級医のコメント　　　　　　　　　　　　　倉原　優

　研修医の先生は上に従ったまでなので，この時点でステロイドを投与すべきか悩んだのは「さすが」です．エビデンスベースドな観点をもちつつ，ナラティブなところを大事にしてほしいと思います．

　喘息発作の診断でよいか迷う場面は臨床ではよくありますが，全身性ステロイドを使うタイミングについても悩みますよね．なお，最近「喘息発作」から「喘息増悪」に用語が変更になりつつあるので[1]，以下，喘息増悪と記載します．喘息増悪の治療において，まず第一選択とされるのは，吸入短時間作用性 β_2 刺激薬（SABA）です．日本では，ドライパウダー吸入器（DPI）のメプチンスイングヘラー，加圧式定量噴霧吸入器（pMDI）のメプチンエアー（キッドエアー）とサルタノールインヘラーの2剤，そしてネブライザー吸入のベネトリン吸入液0.5%とメプチン吸入液（0.01%・ユニット）の合計5剤が使われます 表 ．ベロテックエロゾルは添付

表 SABA

一般名	商品名	1回量	1日 最大量	可能噴 霧回数	剤形
サルブタモール 硫酸塩	サルタノールインヘラー 100µg	1回2吸入	8吸入	200	pMDI
	ベネトリン吸入液0.5%	1回0.3〜0.5 mL （1.5〜2.5 mg）	—	—	ネブライザー
プロカテロール 塩酸塩水和物	メプチンエアー®10µg 吸入100回	1回2吸入	8吸入	100	pMDI
	メプチンキッドエアー® 5µg 吸入100回	1回4吸入（成人）	16吸入 （成人）	100	pMDI
	メプチン®吸入液0.01% メプチン®吸入液ユニット 0.3 mL メプチン®吸入液ユニット 0.5 mL	1回0.3〜0.5 mL （30〜50µg）	—	—	ネブライザー
	メプチン®スイングヘラー 10µg 吸入100回	1回2吸入	8吸入	100	DPI
フェノテロール 臭化水素酸塩	ベロテック®エロゾル100	1回1〜2吸入	8吸入	200	pMDI

（筆者作成）

文書に「本剤の投与は，他のβ₂刺激薬吸入剤が無効な場合に限ること」と記載されているので，救急の現場で用いられることはありません．吸入ステロイドと吸入長時間作用性β₂刺激薬の合剤であるブデソニド / ホルモテロール（シムビコート®，ブデホル®）を必要時に吸入するSMART（single maintenance and reliever therapy）療法*が増悪鎮静化に有用とされており，実臨床ではこれを使うこともあります．

　*最近国際的にはMART（maintenance and reliever therapy）療法と呼ばれている．

　さて，みなさんがSABAを処方する場合に意識してもらいたいのは，「果たして目の前の喘息増悪の患者さんが，適切に吸えるかどうか」です．例えば，軽症増悪の場合，DPIやpMDIの吸入薬であっても上手に吸入することができますが，ぜえぜえと喘鳴を呈して来院した人にDPIやpMDIを吸ってもらうのはなかなか至難の業です．そのため，救急の現場ではネブライザー吸入をしてもらったほうがよいです．ネブライジングが終了するまで10分程度かければ，ゆっくりとSABAを末梢気管支に届けることができます．DPIやpMDIは一発勝負になってしまうので，手技不良だと増悪がうまく解除できません．

　現場でよく見かけるのは，ネブライザー吸入液の全量が少なすぎるケースです．ベネトリンのインタビューフォームには「ベネトリン 0.5 mL ＋生食 1.5 mL ネブライザー吸入」という記載があるので決して間違いではないのですが，全量が2.0 mLだとネブライザーが始まったと思ったら終了する事態が起こりかねません．少なくとも全量を8〜10 mL以上にしておくほうが効率的にSABAが吸入できるはずです．

　6研究のメタアナリシスによれば，全身性ステロイド投与は喘息増悪後1週間以内の再発を抑制することが示されています（相対リスク 0.38，95％信頼区間 0.20〜0.74）[2]．また，この効果は投与3週間後まで持続します（相対リスク 0.47，95％信頼区間 0.25〜0.89）．

　全身性ステロイドを使うタイミングはよく迷われます．しかし，喘息増悪の場合，迷ったら使ったほうがよいです．特に聴診器を当てずとも明確なwheezesが観察される場合，SABAで解除しても一過性の効果で終わることもよくあり，個人的には短期間の全身性ステロイド投与に踏み切る閾値は下げています．もちろん，重症糖尿病の場合には投与閾値を安易に下げると無用の高血糖を生むので注意が必要です．

　喘息増悪における全身性ステロイドは「患者さんのQOL」を一番に考えて使ってください．特にアレルゲン誘発性の喘息増悪の場合，おそらく投与した日の晩くら

いから喘鳴が解除されます．昨晩は喘鳴で全く眠れなかった人が，ぐっすり眠ることができるかもしれません．そのため，ガイドライン[1]の喘息増悪の重症度分類も重要ですが，全身性ステロイドを投与して気管支攣縮を解除し，QOLを改善させるという当たり前のカスケードを頭のどこかに入れておいてください．全身性ステロイドを何日間もダラダラ続けるわけではありませんので，投与はあまり躊躇しなくてよいです．個人的に以下のような全身性ステロイドレジメンを使用しています．

- プレドニゾロン（プレドニン®）：0.5 mg/kg/ 日を経口投与
- メチルプレドニゾロン（ソル・メドロール®）：40 ～ 125 mg 点滴，以後 40 ～ 80 mg を 4 ～ 6 時間毎に点滴
- ヒドロコルチゾン（ソル・コーテフ®）：200 ～ 500 mg 点滴，以後 100 ～ 200 mg を 4 ～ 6 時間毎に点滴
- デキサメタゾン：6.6 ～ 9.9 mg 点滴，以後 4 ～ 8 mg を 6 時間毎に点滴
- ベタメタゾン（リンデロン®）：4 ～ 8 mg 点滴，以後 4 ～ 8 mg を 6 時間毎に点滴

　アスピリン喘息（NSAIDs 過敏喘息，AERD，N-ERD）に対してはコハク酸エステル型のステロイド（メチルプレドニゾロンなど）がよくないというオピニオンがありますが，実は国際的にはこのエビデンスははっきりしていません．全例ベタメタゾンでも間違いではないのですが，個人的にはメチルプレドニゾロンをよく使っています．

　あと，自宅で SABA を吸入しなければならないような場合，なかなか軽快しないようであれば，持参のプレドニゾロン錠を飲んでもらう，といったアクションプランを決めておくことも有用です．喘息増悪時の頓用全身性ステロイドを患者さんにもたせておくことについては議論の余地があるものの，僻地のような医療アクセスが不良な場合やコロナ禍で受診控えがあったりする状況ならば，5 mg 錠 4 ～ 6 錠 / 日× 5 日分程度，お守り代わりにもってもらうことも容認されるでしょう．

《参考文献》
1）日本アレルギー学会喘息ガイドライン専門部会，監修．喘息予防・管理ガイドライン 2021．協和企画；2021．
2）Rowe BH, Spooner CH, Ducharme FM, et al. Corticosteroids for preventing relapse following acute exacerbations of asthma. Cochrane Database Syst Rev. 2007 Jul 18; (3): CD000195.

JCOPY 498-14842

SURVIVAL 36

時間外救急で，主訴がコロコロ変わる高齢患者．切迫感はないけど，帰していいの？　最低限の検査はするべき？

研修医の回答

石井挙大

　時間外の救急外来に来院する高齢患者は多い．一部の患者は救急外来にはなんでも診てくれる万能の医者がいると思っており，○○病院の××先生はこんなことを言っていた．だから同じ薬がほしいなど訴え，診察が進まないこともある．中でもわたしが苦手としているのは，主訴がコロコロ変わり，話のまとまりがつかない不定愁訴で，症状がとれないときだ．症状がわからないため，診療ができない．

　不定愁訴で再度救急搬送になった例は今のところ経験していないが，経験が豊富な医師であれば，また別の診かたや気をつけるポイントがあるのだろうか．

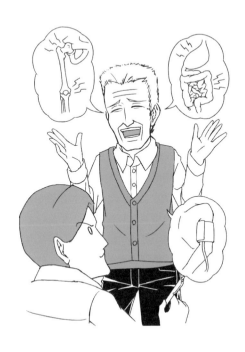

●上級医のコメント　　　　　　　　　　　　久村正樹

　高齢者の訴えがコロコロ変わるように感じるときは，まずは自身の経験不足/能力不足を考えます．「自分はわかっていない」と立ち止まり，あの手この手で訴えから患者さんの困っていることを汲み取るように努めましょう．症状を見極めにくいのは確かですが，この場合，コロコロ変わる訴えが症状です．意識障害として脳炎など身体疾患の精査を行います．身体疾患が否定的なら認知症を想起します．意識障害と認知症の見極めには，「100から7を順番に5回引いてください」と問診してみましょう．そわそわして問診に集中できない，質問内容を忘れて聞き直す，ぼんやりして反応が遅いなどあれば意識障害を疑います．**意識障害のある精神症状はすべて「せん妄」であり，身体疾患です**．認知症の場合は，答えを間違える，難しくて答えられない，答えが出るまでに別の話をするなどがあります．本項の研修医の言う，救急外来に何でも診ることのできる医者がいると思っている人は，論理的に批判する力が弱い人である可能性もあり，認知症など知的能力を低下させている要因は確認する必要があります．意識障害も認知症もなければ統合失調症，双極性障害などの内因性精神疾患を疑い，これらが否定的であれば最後に心気障害など性格の特徴を考えます．

　訴えから症状を見極められるとは，医療面接が上手とも言い換えられますが，医療面接は高度な技術を要する医療行為です．一方で目に見える技術ではないため，最初の頃はわかりにくいかもしれません．経験豊富な医師が症状を見極められるのは，話がうまいからではなく，医療面接の技術が高いからです．

　困難と感じる患者は，自分の感情をコントロールし，偏見をもたずに診察することを心がけましょう．「めんどうだ」と思ったときに誤診が起こります[1]．症状を見極められないときは，指導医への相談なしに帰宅させないようにします．不定愁訴の原因を見極めず帰宅させて原因が身体疾患であった場合，当然，増悪して戻ってきます．帰宅させる場合でも，意識障害を疑ったなら脳神経内科を，認知症，精神疾患，性格の特徴を疑ったのなら精神科を受診させるようにしておきましょう．

《参考文献》
 1）林 寛之．救急で魅せる 問題解決コンピテンシー．嫌がらずにがんばろう編 GOMER，暴れる患者，対応困難な患者．治療．2021; 103: 578-84.

研修医の回答

石井挙大

夜間救急に搬送されてきた 20 歳代男性．主訴は左側腹部痛と嘔気である．腹部以外の痛みはなく，外傷もなかった．初療室にてしばらく様子を見ていたところ痛みは消えてきたという．左側腹部痛で救急車を要請しており，NRS では 10 点の痛みであったと考えると，まず浮かんだのは脾臓や腎臓の障害だった．次に膵臓や腸管，筋肉の障害だろうかとあれこれ悩んではみたものの，バイタル・身体所見に特記すべきことはなく，血算・生化学・凝固・尿検査においても異常値はなかった．

そこで過去のカルテを見たところ，職業は馬の騎手であり数カ月前に落馬による打撲で搬送されていた．そのときは大腿の打撲で帰宅となっており，その際の受傷が関係しているか，とも考えたが時間経過を考えるとやはりそぐわない．

結局，痛みは NRS 2 点ほどに軽快し有事再診となったが，やっぱり何か要因があったのではないかと思ってしまいモヤモヤしてしまった．

こうしたときに何かしらの根拠をもって帰宅とするのが理想ではあるが，まだ自分は帰していいのかなぁ，と思いながらの診療になっている．帰宅と自信をもって判断できる考え方があったら知りたいと思う．

診断学の王道をしっかり押さえよう

　腹痛は時間経過を追わないとわからない疾患も多いので，苦手意識をもって当然です．さらに，腹部以外の疾患が腹痛をきたしたり，腹部所見が出にくい患者群（高齢者，小児，妊婦，精神疾患，意識障害，中毒，脊髄損傷など）がいたり，放散痛が前面に出ていたり，臨床医が頭を悩ませる要素が多い症候です．

　ここは診断学の観点から，腹痛診断の王道をしっかり押さえておく必要があります．解剖学的に臓器を想定するだけでなく，病態生理と照らし合わせた痛みの質にこだわり，鑑別に挙げた各疾患として病歴や身体所見が合うかどうか検証していきます．随伴症状や食事との関連などもしつこく患者さんに聞き返して，鑑別診断を狭めていきます **図** ．痛みが出る前の食事内容および痛みの出るタイミングを聞

解剖学アプローチ	病態生理アプローチ ← 伸展, 虚血, 炎症, がん浸潤, 化学物質

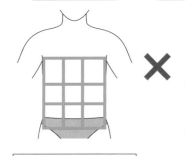

内臓痛	・平滑筋の多い臓器は間欠痛になり，実質臓器は持続痛になる ・痛みの部位がわかりにくく，腹部中央に痛みが生じることが多い
体性痛	・持続痛 ・腹膜刺激症状（反跳痛，筋性防御など） ・局在がわかりやすい
関連痛	・神経の勘違い≒関連痛 ・心筋梗塞→横隔神経心膜枝→頸肩腕痛 ・胆囊，膵臓→腹腔神経叢→横隔神経→背部痛・肩痛 ・精巣捻転→Th10～12 内臓神経→下腹痛 ・下背部肺炎，肺梗塞，膿胸→Th10～12脊髄神経→下腹部痛

・消化器　・婦人科
・泌尿器　・血管
・神経　　・皮膚・筋肉

非解剖学的アプローチ

・糖尿病性ケトアシドーシス	・熱中症	・セアカゴケグモ，ダニ，蛇
・アルコール性ケトアシドーシス	・IgA 血管炎	・腹部片頭痛
・高 Ca 血症など電解質異常	・薬剤・中毒	・血液疾患
・内分泌・代謝疾患	・アレルギー疾患	・精神疾患など
・ポルフィリア	・機能性腹痛	

図 腹痛診断の王道

JCOPY 498-14842

くことも重要です．腹痛が解剖学的では説明がつかない場合には，さらに全身疾患から腹痛をきたす非解剖学的アプローチも考慮していきます．

精神心理的影響の高い疾患に消化性潰瘍，潰瘍性大腸炎，過敏性腸症候群などがあります．central sensitization が起こりやすく疼痛に敏感な病態となります．試験前にはお腹がキリキリと痛くなることと同じ理屈です．患者さんの生活背景にも目を配らせるといい診断に結びつきます．

病歴聴取のコツは，再現フィルムを作るくらい詳細に聞くこと

腹痛診療のキモは病歴にこだわることです．昨今の CT はとても優秀で思いもつかない疾患をみつけてくれることもありますが，CT でも感度は 100% ではありません．また CT では診断がつかない疾患も案外多いものです．ACNES（anterior cutaneous nerve entrapment syndrome，前皮神経絞扼障害）などはよく見逃されています．鑑別診断をきちんと挙げないで CT に飛びつくのでは，診断がつかずモヤモヤが残ることが多いです．腹部 X 線は情報量が少なく，フリーエア，異物，腸閉塞以外では有用とは言えません．腹部超音波は情報量が多く手軽にできますが，術者の腕に左右されるので，研修医のうちに何度も触れて技術を獲得してください．

患者さんが「ずっと痛い」と言っても，体動による変化，時間帯による変化，実はずっと痛い中にも間欠的な蠕動痛が加わっていないかなどを確認するには，目の前でまるで再現フィルムを見ているくらい詳細に病歴を聞くことが肝要です．自分が挙げた鑑別診断と照らし合わせながら病歴を患者さんから引き出していかないと，正確な病歴はとれません．患者さんの訴えをまとめてから鑑別診断を挙げるのでは，訴えが曖昧すぎてうまくまとまらないことが多いです．また単に臓器名を挙げるのではなく，病態生理をきちんと組み合わせて痛みの性状にこだわって聞きましょう．

この症例での検証

今回の症例では，左側腹部の激痛であれば，やはり尿管結石は外せないでしょう．痛みの本質は炎症なので，局在もはっきりして持続痛が主体になりますが，尿管は平滑筋が多いため，一定の持続痛の上に間欠的な痛みが上乗せされ，ずっと痛いものの強弱のある痛みになります．したがって，この患者さんの病歴を詳しく聞いて，尿管結石らしい痛みではなかったかどうかを確認したいところです．夜間寝ていると尿が濃縮されるため，尿管結石はできやすくなるので，むしろ未明の早朝に発症することが多い疾患です．また，尿管結石が膀胱に排石されてしまうと，急激に痛

みが引きます．その場合は今回の病歴で合うことになります．尿管結石では尿検査（尿潜血）の感度，特異度ともそれほどあてになるものではありません．また5%の症例では水腎症を認めません．もし高齢患者さんの場合なら，腹部大動脈瘤では尿潜血は高率に陽性になるため，尿管結石と誤診されることが多いです．

腸管を鑑別に挙げていますが，便秘や腸閉塞の場合，平滑筋の蠕動運動で波のような間欠痛になり，一旦痛みがゼロになるはずです．また，内臓痛のため腹痛は腹部中央になるため，便秘や腸閉塞の可能性はかなり低いでしょう．憩室炎なら痛みがすっと引くことはありません．虚血性腸炎は血管リスクや高度便秘がない限り，この年代では可能性はかなり低いでしょう．

また，激痛が冷や汗が出るくらい強く，短時間にピークになった場合は，血管の解離も考慮すべきです．解離がおさまれば痛みは引いてくるので，診察時点で痛みがなかったとしても，血管の解離は否定できません．大動脈解離では診察時点では痛みが引いてしまったということは，ときどき経験します．したがって，発症時の痛み方をしっかり聞く必要があります．左側腹部痛という疼痛部位を考慮すると，稀ですが脾動脈解離や腎動脈解離も考慮して，必要に応じて造影CTを撮影します．血管系の痛みは激痛のわりには，腹部所見がぱっとしないのが特徴です．若年であってもMarfan症候群などでは血管の解離はありえます．

さらに，職業や日常生活，夫婦関係，親子関係，職場の人間関係なども診断に役に立つことがあります．今回職業を確認したのはとても有用な情報です．また職業で最近どんなことをしたのか，痛みの出る前日は何をしたのか，具体的に聞いておくとよかったでしょう．患者さんはえてして「普通」「特に何もしていない」と言いますが，そこはぐっとこらえて具体的に詳細に聞くことが重要です．激しい動きをする騎手という職業なので，筋骨格系の痛みは外せません．痛みが発症したそのときに何をしていたのか，さらに前日はどんな姿勢で何をしていたのかを詳細に聞く必要があります．夜間発症と言っても必ずしも寝ていたとは限りません．短時間に痛みのピークが来た場合，左側腹部の激痛であったということなら，LACNES（lateral cutaneous nerve entrapment syndrome，外側皮神経絞扼障害）の可能性が上がります．その場合，体動時や立位で痛く，ちょっとした拍子に激痛が走ります．仰臥位になっていると筋肉が緩むため，痛みが引いてきます．外来で診ている間に痛みが引いてくるのもうなずけます．前日に激しい運動をして，いつも使わない側腹部に無理に力を加えたという病歴がほしいところです．そうであれば夜間寝返りをしたときに激痛で目が覚めることもあります．ACNESであれば，Carnett's sign（腹直筋を緊張させ，ピンポイントの圧痛を再現する）で所見をとればいいで

JCOPY 498-14842

すが，LACNES は側臥位になって側腹部の筋肉に力を入れてもらいピンポイント
で圧痛を確認する必要があります．ここは経験のある上級医に助けを求めましょ
う．神経ブロックできれいに痛みがよくなります．また職業を考慮すると，肋間筋
の捻挫や肋骨骨折，slipping rib syndrome，横突起骨折なども考慮して，丁寧に解
剖を考えながら触診・打診を行う必要があります．肋骨骨折なら，肋骨上でピンポ
イントに叩打痛を認め，超音波で確認できます．通り一遍の身体所見ではなく，自
分はどの臓器を触れているのかを意識しながら診察すると臨床能力が上がります．

初期研修では絶対に見逃してはいけない疾患は押さえておこう

　便秘や胃腸炎はえてしてゴミ箱診断になりますので，ありふれた便秘や胃腸炎ほ
ど，それらしい病歴でない場合は，安易にそう診断してはいけません．特に腹痛が
6 時間以上持続する場合は，精査が必要です．

　また救急外来ではがんの精査は困難なので，患者さんにはがんが心配な場合に
は，一般外来を受診し計画的に検査するように伝え，そのようにカルテ記載してお
く必要があります．非特異的な腹痛を訴える 50 歳以上の患者群では，経過を追うと
2.2 〜 11% にがんがみつかったと言います[1, 2]．ER ではがん検診はできませんが，
一般の人は CT で何でもわかると勘違いしていることがあるので，気をつけましょ
う．

　患者さんの予後に影響を与えてしまう危険な腹痛がしっかり除外できれば，初期
研修医としては合格です．　表　の疾患は常に腹痛では除外する姿勢で臨むように
しましょう．特に心窩部痛は心筋梗塞，虫垂炎は解剖学的には離れたものなので常
に鑑別に挙げるようにしましょう．各疾患の症状や身体所見の感度（感度が高いも
のは除外に有用），特異度（特異度が高いものは診断に有用）を常に意識して診察し
ましょう．腹痛をきたす疾患では，肝胆道膵臓，心臓以外は血液検査はそれほど有
用なものはありません．やはり病歴と身体所見に勝るものはないのです．

表 見逃してはいけない腹痛

疾患	ピットフォール＆ポイント
心筋梗塞	心窩部痛全例に急性冠症候群の可能性を考慮する．心電図，心エコー，心筋酵素
血管系	血管系の疾患は，腹膜刺激症状が出ないが痛みが強いのが特徴
大動脈解離	若年でも発症する．解離がおさまれば痛みが引くこともある．血圧左右差，痛みの移動は感度が低く，除外に使ってはいけない所見
腹部大動脈瘤	喫煙歴のある高齢男性に好発．尿管結石との誤診が多い
腸間膜動脈閉塞症	血管リスク（心房細動，心筋梗塞，心不全，脳梗塞）が重要．心房細動がない症例も多い．痛みが強いわりに腹部所見が乏しいのが特徴．乳酸は除外に使えない．造影 CT も早期はそれほど感度が高くない．時間経過を追うのが大事
絞扼性腸閉塞	虚血の持続痛に，腸管の蠕動痛も加わる．腹膜刺激症状は進行しないと出現しない．腸が壊死すると痛みが軽減する
虫垂炎	心窩部持続痛全例で疑う必要あり．時間経過を追うのが大事
精巣捻転	下腹部痛のみで来院すると誤診されやすく，精巣壊死のリスクも高い．精巣もしっかり触診する
婦人科疾患	異所性妊娠，卵巣捻転，卵巣出血，骨盤腹膜炎など．「妊娠していない」に騙されない．比較的腹部は柔らかいが，反跳痛が強い．超音波で臓器を確認しながら圧痛部位を調べる
腸管穿孔	特に下部消化管穿孔の場合はフリーエアが出にくく，板状硬になりにくい．腸間膜側に穿孔すると腹膜刺激症状が出にくい
急性胆管炎	発症早期は肝機能異常は出ないことがある
重症膵炎	アルコール歴や胆石．胸膝位で軽減．造影 CT で grading 確認

それでも診断がつかない腹痛のアプローチ

　画像診断などさまざまな検査が進歩した昨今であっても，腹痛を訴えて救急受診した患者さんの 21％は特定の診断がつかず非特異的腹痛と考えられます[3]．非特異的腹痛患者さんのうち 2 ～ 3 週間で 88％は痛みがなくなり，痛みが続いても入院を要する例は 3.3％と少ないです[4]．患者さんには「現時点ではコワイ疾患はみつかりませんでした．9 割は自然に治りますが，一部の人は腹痛が悪化してきますので，その際はいつでも遠慮なく救急外来を受診してください」と説明しましょう．診断がつかないからと言って「胃腸炎」や「便秘」といったゴミ箱診断で片づけてはいけません．

　30 時間の経過観察をすることで，診断変更になるのが 21.3％，治療変更になるのが 23.3％あったと報告されています[5]．診断がつかない腹痛は，12 ～ 24 時間後の

154

具体的なフォローアップを提示して，時間を味方につけることが肝要です．腹痛の悪化，歩行時にお腹に響く，発熱，血便，頻回嘔吐など，いつ救急に戻るべきかを具体的に指導しましょう．「悪かったらいつでも来てください」というのは具体性に欠けるのでよくありません．

　診断がつかないときは，経験のある上司や仲間，他科の医師に躊躇せず助けを求めましょう．視点が変わるだけで診断がつくこともあります．しっかり鑑別診断を挙げながら，再現フィルムを作るように病歴聴取し，臓器を意識した触診法を行い，効果的な画像診断を組み合わせて，時間を味方につけていけば，あなたの臨床力はさらに伸びていくでしょう．

《参考文献》
1) Ferlander P, Elfström C, Göransson K, et al. Nonspecific abdominal pain in the Emergency Department: malignancy incidence in a nationwide Swedish cohort study. Eur J Emerg Med. 2018; 25: 105-9.
2) Brewster GS, Herbert ME. Medical myth: a digital rectal examination should be performed on all individuals with possible appendicitis. West J Med. 2000; 173: 207-8.
3) Hastings RS, Powers RD. Abdominal pain in the ED: a 35 year retrospective. Am J Emerg Med. 2011; 29: 711-6.
4) Lukens TW, Emerman C, Effron D. The natural history and clinical findings in undifferentiated abdominal pain. Ann Emerg Med. 1993; 22: 690-6.
5) Boendermaker AE, Coolsma CW, Emous M, et al. Efficacy of scheduled return visits for emergency department patients with non-specific abdominal pain. Emerg Med J. 2018; 35: 499-506.

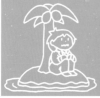

SURVIVAL

38

搬送患者さんの診察が終わったあと，警察が尿検査をしたいと言ってきた．医師としてはどのような対応をするべき？

研修医の回答　　　　　　　　　　　　　　　　　　　　　　　石井挙大

　腹痛を主訴に来院した男性の対応中に起きた事象である．男性は診察後に帰宅可能と判断され会計待ちをしていたが，突然スタッフステーションに警察官が現れ，「採尿することは可能か」「薬物検査はしているか」などと予期しない質問をし始めた．最初，上級医や看護師とともに薬物中毒の疑いはないため不必要な検査はできないと説明したが，しばらくすると5人ほどの捜査官が「こちらで採尿するので診察室をお借りします」と，あっという間に取り調べが始まってしまった．その後，取り調べが一通り終わったあとに男性と警察官はそれぞれ帰り，われわれは何もせずに終了してしまった．

　ネットの情報を見ると警察への対応として診療情報などの提出を求められるといったことはままあることのようで，守秘義務や個人情報保護法と刑事訴訟法の兼ね合いで大方の場合は警察の要請に協力するようである．しかし，今回のケースでは捜査員から直接要請があり，捜査関係事項紹介書もなかった（あったかも知れないが自分は見ていない）ため正しい対応であったかは疑問であった．

　研修医がこうした場で矢面に立たされる状況は少ないと思うが，今後のためどうすればよかったのかを学んでおきたい．

JCOPY 498-14842

なかなか対応する機会は多くない事象と思いますし，一方で今回と同様の対応がなされているケースは少なからずあると想像します．毎回満点解答で対応するのは難しいですが，大穴を作らないよう手堅い対応を確認しておきましょう．

　地域住民の生活を守るという点で医師と警察は共通の目標をもっており，常に協力し合う姿勢でいるべきなのは論を俟ちません．特に救急診療においては交通事故や災害医療を初め，警察とともに対応する機会はしばしばあります．特に頻度が高く，研修医であっても経験する機会が多いのは院外心肺停止例での検視などでしょう．

　今回の事象のように，患者さんの個人情報保護や守秘義務を意識する医師と，捜査に関連した情報を求める警察の間では，患者さんの個人情報の取り扱いを迷う状況が生じることがあります．わたしは生粋の臨床医であり，恥ずかしながら法令に関する正確な知識はもち合わせておらず，条文の機微を解釈することもできません．その上で考える，手堅い対応を述べてみます．

　患者さんに対して「最善の医療を提供する」「個人情報を適切に保護する」，警察に対して「捜査にできる限り協力する」ことを目標とします．それぞれの目標について，一般論の補足と，今回の事象への適応を考えてみましょう．

患者さんに最善の医療を提供する（一般論）

　これは医療者なので当然です．法令に抵触する可能性を過度に恐れて，極端にディフェンシブな診療を行い，患者さんに不利益をもたらすことはあってはなりません．ジュネーブ宣言の通りです[1]．患者さんが犯罪者であれ何であれ，適切な医師・患者関係を構築して，診療はベストを尽くしましょう．

患者さんの個人情報を適切に保護する（一般論）

　診療録，看護記録，検査結果などの医療情報は，すべて個人情報です．個人情報保護のためには，「本人の同意なく」本人の医療情報が第三者に伝わることがあってはなりません．この基本線を遵守するだけなので，日常診療で問題となる場面はほぼないと思います．ただ，警察という第三者が介在する非日常では注意が必要です．

　警察は捜査の過程で患者さんの医療情報を積極的に求めてくることがあります．

飲酒運転疑いの患者さんの血液であったり，違法薬物中毒が疑われる患者さんの尿であったり，事件性のある外傷患者さんの画像検査結果（表示されているパソコンの画面を写真撮影させてほしいとか）であったり，「今患者さんはどんな感じですか？」レベルの口頭での医療情報のやりとりであったりします．これらを警察に提供する労力は大きくはないのでポロッと渡してしまうこともあるかもしれませんが，「本人の同意」がない場合は慎重になる必要があります．具体的に病院が警察に依頼する対応としては以下の通りです．

- 「（病院ではなく）警察が」本人の同意書を取得し写しを病院でも保管する
- 本人が同意しない場合は捜査令状を行使する
- 診療経過の情報に関しては捜査関係事項照会書により要求する（病院の回答は任意ですが）

　何らかの検体を提供した場合は，所有権放棄を書面で提出（警察に要求すれば出してくれます）しないと，あとで検体を返却されるひと手間が増えます．

　ちなみに，「本人の同意なく」医療情報を第三者に伝えることが許容される状況には以下があります[2]．

- 異状死体の警察への届出
- 指定された感染症（1～5類，新型インフルエンザなど）の保健所への届出
- 麻薬中毒患者の都道府県知事への届出
- 社会一般の利益のために医師が独自に判断して行う場合（違法薬物使用の通報なども含みますが，「医師が独自に」一人で，というよりは複数の関係者で協議して行うのがよいと思います）
- 黙示の同意があったと想定される場合（支払い請求のためのレセプト，他の医療機関や医師への患者紹介など）

警察の捜査にできる限り協力する（一般論）

　前項のように，警察が「病院の立場では慎重になるべき対応＝患者の医療情報の提供」を，さも当然のことのように要求してくる場面はしばしば経験します．おそらく悪意はなく，立場の違いによるものでしょう．夜間などの場合，病院にやってくる警察が専門外の当直者のこともあり，単に関連する法令に詳しくないと思われるケースもあります．その辺の事情を酌みつつ，医師というプロフェッショナルとしても一国民としても，治安秩序の維持という警察の業務には最大限協力したいものです．警察の要求を無碍に断るのではなく，協力できる条件を提示して対応を求めましょう．

JCOPY 498-14842

さて，以上を踏まえて今回の事象を振り返ってみましょう．

患者さんに最善の医療を提供する（今回の事象）

診療の詳細はわかりませんが，警察の介入は患者が帰宅可能と判断されたあとのようです．担当の先生はジュネーブ宣言に基づき最善の医療を提供されたでしょうから，今回は特に問題ないと思います．

患者さんの個人情報を適切に保護する（今回の事象）

これは微妙なところです．「薬物中毒の疑いはない」くらいの医療情報は提供してしまっていますが，この程度は会話の流れで致し方ないとも思います（ガードは堅いに越したことはありません）．結果的に警察に採尿はされたようですが，病院が所持する検体を提供したわけではないので個人情報保護上の問題にはならないと考えます．

警察の捜査にできる限り協力する（今回の事象）

今回の事象は対応に疑問を残したものの，そこまで大きな落ち度はありませんでした．わたしであれば，警察の採尿と取り調べに病院のスペースを提供するのは断った（「警察署でお願いします」と）かもしれませんが，許容範囲と思います．ただ，今回の事象で患者さんに接近してきた警察らしき人達が，本当に警察だったのであれば，です．

基本的には「警察です」と名乗る際に身分証（警察手帳）が提示されると思います．しかし，医師も警察も慌ただしく動く状況で，このやりとりがスルーされてしまうことはしばしばあります．警察は対応した医師の氏名や生年月日などを毎回聞いてきますが，逆はどうでしょうか？　服装（制服でないこともあります）と立ち居振る舞いで「警察だな」と認識して済ませてしまいがちではないでしょうか．「警察からの電話」として対応している場合も，受話器の向こう側が本当に警察である保証はどこにあるでしょうか．

今回「取り調べ」と称して患者さんを密室に連れ込んだ数名の人間が，悪意をもって患者さんに近づいてきた第三者であった場合，患者さんに何らかの不利益が及ぶ可能性は否定できません．病院に駆けつけた警察の勢いに驚くこともあると思いますが，「病院内は医療者の領域」として医師が主導権を握って対応する意味でも，「念のため身分証を確認させてください」という手札はもっておきましょう．

以上，実務上の対応をできるだけ法令の詳細に踏み込まずに述べてみました．

　医師として勤め始めると，警察と関わる機会はそれ以前と比較にならない程に増えます．警察に対し萎縮するでもなく，過度に距離を置くでもなく，ナチュラルに対応することができるよう経験を重ねていってください．

《参考文献》
1）日本医師会．WMA ジュネーブ宣言．https://www.med.or.jp/doctor/international/wma/geneva.html（2022 年 12 月 16 日閲覧）
2）川畑信也．医師が知っておきたい法律の知識 ～医療現場からみた医事法解説～．中外医学社；2021．

JCOPY 498-14842

SURVIVAL

救急外来で経験した症例の振り返りのコツは？（再診をしないので結果がわからない場合）

研修医の回答

岩田啓太郎

　病院によって差はあると思うが，わたしの研修病院は二次救急病院であるため，月に4回ほどの救急外来で夜間に10人程度の walk in と数台の救急車を受け入れている．つまり，月に40人程度の新規患者さんを診察していることになるが，そのうち約7割は再診が必要ないと判断される軽症である．

　入院症例は電子カルテを通してその転帰がわかるが，再診しない場合は，転帰が不明な場合が多い．当日の帰宅の可否についてディスカッションだけでは消化不良な点も多いため，わたしは当直中はいわゆるマニュアル本や web・クラウドを用いて自分で作成したまとめで対応しつつ，当直後には経験症例の各症候・疾患について UpToDate などの二次資料，マニュアルや研修医向けの三次資料を参考にしながら復習し，必要であれば上記の web・クラウドのまとめを適宜修正している．うまくいったかが不明だからこそ，「あの症例でありうる最悪の転帰はなんだろう」と考え，次の患者さんに生かすようにしている．

　また，救急が有名な病院と比較して経験症例は豊富ではないため，印象的な症例に関しては，同期や後輩と共有することを心がけている．

● 上級医のコメント　　　　　　　　　　　　舩越　拓

　二次の救急で，3割の患者さんが入院しているのはそれなりに高いと思います．マニュアルやあんちょこを参考にしながら診療を行い，その後にも復習を欠かさない姿勢は素晴らしいですね．また，「最悪の転帰」をイメージすることは救急外来の診療で最も重要な要素ですので，それを念頭に学習を進めるのも非常に理にかなった学習方法と言えるでしょう．同僚と症例を共有し，どうマネージメントするかを意見交換することで，方針が間違っていなかったのかどうかを学習する手段も非常によいと思います．

　さて，入院を必要とせず帰宅となった患者さんの経過を追跡するのは困難で，本当に自分がした診療が正しかったのか，もしくは診断が当たっていたのかどうか気になりますよね．一般的な主訴であればいわゆる成書やマニュアル本を見返して，自分の方針が間違っていなかったかどうかを確認するのはよいと思います．なぜなら救急外来に来る愁訴はバリエーションが限られているため，一般的な愁訴に関しては多くの場合やるべきことや除外すべき判別が限定されているからです．そうした場合は成書やマニュアル本で十分な学習ができるでしょうし，診察時の指導医とのディスカッションで十分かもしれません．

　しかし，マニュアル本や教科書に書いてあるマネージメントは，患者さんを診療している場ですでに行っているでしょうから，あとから学習する手段としては不向きなのかもしれません．何か典型的でない経過，訴え，所見があるからこそ，本当に正しかったのかどうか不安になるわけですし，救急外来では完全に典型例に一致する症例はむしろ稀なくらいです．

　そうした症例を本当に正しくマネージメントできたのか確認する手段としては，入院症例では入院後の経過をカルテで追うことが挙げられますが，入院しなかった症例に関してはそれができません．そのような場合，どのようにしたら自分のマネージメントの答え合わせができるのでしょうか．ここでは3つの方法を紹介したいと思います．

　一つ目の方法は自分の病院の外来に紹介することだと思います．自分の病院の外来に紹介すれば，電子カルテを通してその患者さんの経過がわかりますし，マネジメントや見立てが合っていたのかどうかもすぐにわかります．また，後日行った診療に関してわからないことがあれば各科の先生に気軽に質問できますし，実症例を

JCOPY 498-14842

もとに教えてもらうことは得られる知識も多いでしょう．さらに，万が一マネージメントが間違っていた場合も，トラブル回避などのフォローがしやすいという利点があります．しかし，自院に紹介できる症例ばかりとは限りません．大きな規模の病院の外来は概ね混雑して直近の予約がとりにくい場合も多いですし，それほど専門的な処置や診療を要さない患者さんを救急病院のような急性期病院の外来に紹介するのは，あまり歓迎されないことも多いものです．

　次に有効な手段としては，かかりつけ医を患者さんがもっている場合，そのクリニックに向けた紹介状を書いて患者さんに受診を促すことです．救急外来では診断が確定する症例はそれほど多くありませんから，その後の経過を見てもらうのは患者さんにとっても有効です．その際，帰宅時にかかりつけ医に受診するように指示するだけでなく，救急外来での経過や検査結果を紹介状として患者さんにもっていってもらえば受診先から返信をもらえます．返信にはその後の経過，確定診断，マネジメントがどうなったかなどが書いてありますので，自分の初期診療の答え合わせには最適と言えるでしょう．開業医の視点からも，患者さんから救急外来にかかって後日かかりつけ医にいくように言われたと伝えられるより，血液検査の結果，行った画像検査，暫定的な見立てなどを診療情報提供としてもらえることは診療のヒントにもなりますし，歓迎されることは間違いないと思います．

　最後に，かかりつけ医もなく，なおかつ入院を要しないような状況であった場合は，どのようにすればよいでしょうか．本当に経過が気になる患者さんの場合，数日後に電話をすることは有効と思われます．"救急外来で診察した○○ですが，その後のお加減いかがでしょうか"というような電話を患者さんに差し上げれば，大抵の場合はその後の経過やどうなったかを教えてもらえます．電話で経過を聞くと患者さんからいぶかしがられるのではないかという懸念を感じるかもしれませんが，フォローアップの電話をすると大体の場合は気にしてくれたことに対する感謝が多いです．何かこちらに後ろめたいことがあるのではないかといったようなネガティブな感情をもたれることはほとんどありません．たとえこちらが思っていたよりもよくない転帰を辿っていたとしても，そこで自分達の診療した時点での診断エラーやマネージメントが間違っていたことに叱責をされるといったことはほとんど起きないと感じています．そのため経過が心配な患者さんの場合は電話で経過を聞いてみるというのが実行可能で有効な方略と言えそうです．

まとめ

- 最も確実に経過をフォローしたければ，自院の外来へ紹介するのがよい．
- かかりつけ医がある場合は，かかりつけ医に紹介状を書き返信をもらうことによって，その後の経過を学ぶチャンスになる．
- かかりつけ医が全くいない場合は，後日電話で経過の確認をするとよい．

JCOPY 498-14842

病棟で血糖が低いときってどうすればいいの？（インスリンのスキップなど）

研修医の回答

若山将士

当直中に病棟から電話がかかってくる内容の一つとして，「血糖測定で 70 mg/dL 以下です」という低血糖の報告がある．

まずは低血糖症状の確認が必要だ．中枢神経症状（頭痛，眠気など）が生じた場合は速やかな補正が必要である．経口摂取が可能な場合はブドウ糖 10 g を，経口摂取不能な場合は 50％グルコース注射液 20 mL を投与する．低血糖は遷延する場合もあるため，15 〜 30 分後に再検し，再検時も低血糖の場合は再度ブドウ糖を投与し，低血糖が改善するまで繰り返す．繰り返し起こる低血糖はその原因も精査しなくてはならない．

また，病棟での血糖値の測定は，主に各食前および就寝前に行われることが多い．低血糖症状がなく血糖コントロールが良好な場合は，食事を通常通り摂取してから再度血糖再検としてもよいだろう．

もう一つ重要なことは，インスリンの投与に関してだ．血糖測定の指示が入っている患者さんは，糖尿病に対する強化インスリン療法が導入されていることがある．このような患者さんの場合は，食事量とインスリンの種類を見る必要がある．

食前に低血糖であっても経口摂取が可能であれば，食後の血糖上昇を考慮してインスリンを投与してもよいだろう．ただし，何らかの原因で食事量が減少しそうな場合は，食後の血糖上昇を抑える超速効型の投与量は低血糖を引き起こさないように，決められた投与量より減量投与もしくはスキップを検討しよう．ただし，遅効型は生体でのインスリン基礎分泌の補充が目的であり，食事量にあまり影響を受けないのでスキップしてはならない．患者さんの状態が悪く全く食事をとれない場合でも遅効型はスキップせず少なくとも減量投与にしておこう．

低血糖とは何か： Whipple の 3 徴を満たすか否か

　低血糖は「動悸，発汗，脱力，意識レベルの低下などの症状があり血漿グルコース濃度が 70 mg/dL 未満の場合」と定義され，糖尿病治療中に見られる頻度の高い緊急事態です[1]．つまり，血糖値が低いことが低血糖なのではなく，低血糖に見合う症状が併存していることがポイントとなります．血糖値が低くても症状がなければ，ただ単に血糖値が低い（無症候性低血糖）だけで，介入する必要はありますが焦る必要はないでしょう．無症候性低血糖は，男性，65 歳以上が独立した予測因子とされます[2]．

　また，血糖値が低く意識障害などを伴っていても，血糖値の数値それ自体が改善したにもかかわらず症状が改善しない場合には，アセスメントを止めてはいけません．Whipple の 3 徴 表 の 3 つを今一度意識しておきましょう．

表 **Whipple の 3 徴（低血糖診断の満たすべき 3 つの条件）**

① 低血糖と矛盾しない症状
② 適切な方法で測定された血漿グルコース濃度の低値
③ 血漿グルコース濃度が上昇した際の症状の改善

（Whipple AO. J Int Chir. 1938; 3: 237 [3] より改変）

低血糖の原因： 院内発症なら鑑別は簡単 !?

　病棟で低血糖を引き起こすのはどのような患者さんでしょうか？　救急外来などで遭遇する低血糖患者さんの原因は必ずしも糖尿病治療関連とは限らず，敗血症や薬剤性，アルコールや低栄養，ときには自殺目的のインスリン大量投与などの原因の可能性もあり，またそれが合併することもあります．院内でも同様でしょうか．もちろん同原因で引き起こされることはありますが，入院中の患者さんであれば情報が把握できていることが多く，院外よりも注意深い観察がなされているため，低血糖を防ぐことはそれ程難しくありません．院内での低血糖の原因の多くはインスリンによる医原性低血糖でしょう．インスリンの効果発現時間は，超速効型で 10 〜 20 分，速効型や混合型で 30 分，持効型で 1 時間程度，そして持続時間は超速効型で 5 時間，速効型で 5 〜 8 時間，混合型で 18 〜 24 時間，持効型で 24 時間以上です[1]．

食前に投与されることが多い超速効型インスリンを投与後，十分な食事摂取ができなければ低血糖は引き起こされ，また混合型や持効型のインスリンを使用していれば，低血糖は遷延しうることがわかります．

　入院前からインスリンを使用している患者さんでは，同量のインスリンを使用してよいでしょうか．普段の使用量は参考にはなりますが，同量で開始すると低血糖を引き起こしかねません．食事が管理されるだけで必要なインスリン量が激減する方も少なくありませんからね．

Hi-Phy-Vi > Test[*]

　血糖が低いという連絡を受けたら，まずはきちんと診察しましょう．院内の低血糖は前述の通り医原性であることが多いため，経口を促したり，経口摂取が難しければブドウ糖の投与で対応すればことなきを得ることが多いですが，ときにそれ以外が原因のことがあります．

　簡易血糖測定は瞬時に確認可能であるため有効ですが，一定数エラーも生じます．意識障害など低血糖に見合う症状を認めている場合には過度に心配する必要がありませんが，自覚症状が乏しい場合や突然の低い血糖値を認めた場合には検査のエラーも考慮し，再検や採血などで確認するようにしましょう．これは高血糖の場合も同様です．どこからどのように確認した血糖値かは測定値に大きく影響します．

　感染が原因の場合には，頻呼吸や体温の変化などを伴うことが多いでしょう．低血糖の場合には冷や汗を伴い，体温が低く出ることもしばしば経験します．体温測定の際には脇の汗などをきちんと拭いてから測定することなども意識しましょう．qSOFAやSIRSなどに含まれるバイタルサインに注目し，特に低血糖改善後も頻呼吸や頻脈が継続している場合には要注意です．

　これはあってはならないことですが，インスリンの誤投与（投与量のエラーが代表的）もありえます[4)]．たった数単位の違いで低血糖は起こりえます．最近は電子カルテで手書きのカルテや指示簿は少ないとは思いますが，みなさんの指示が適切に伝わっていないがゆえにエラーが起きてしまうこともあります．明確にわかりやすく伝えましょうね．

[*]Hi-Phy-Vi: History taking（病歴聴取），Physical examination（身体所見），Vital signs（バイタルサイン）

目標血糖値は？

　そもそも入院患者さんの血糖値はどの程度に管理するのが望ましいでしょうか．

目標値がそもそも低めであれば低血糖のリスクは当然高くなります．以前から重症患者さんにおける血糖管理に関しては注目され，一時期は厳格な血糖管理（80 〜 110 mg/dL）が院内死亡率などの合併症を低下させ有効とされました [5]．しかし，厳格な管理は低血糖のリスクも高く，ほどほどの血糖値（140 〜 200 mg/dL）が無難というのが現在の考え方です [6, 7]．

　それでは，すべての患者さんにおいて厳格な血糖管理がマズいのかというそうではありません．とにかく低血糖を引き起こさないこと，これが重要であり，可能であれば高めの血糖値は避けたいところです．集中治療室などで管理が必要な重症患者さんでは，さまざまな要因から血糖が変動しやすいため，厳格な管理をしすぎるとその分低血糖リスクも高まりますが，非重症患者さんにおいては血行動態は安定し，また食事摂取量など投与カロリーも安定することから，80 〜 110 mg/dL まで厳しくしないまでも 110 〜 140 mg/dL 程度の血糖目標が望ましいでしょう [7]．

スライディングスケールを漫然と使用しない！

　院内で使用される血糖コントロールの手段としてスライディングスケールがあります．「血糖値 ≧ 200 mg/dL でインスリンを 2U 投与」など，血糖値とインスリン量をひもづけ設定するものですが，これは有効な手段なのでしょうか．

　食前に超速効型，眠前に持効型のインスリンを使用している患者さんで考えてみましょう．夕食前の血糖値が 256 mg/dL と高値の場合，スライディングスケールに引っかかり 4U のインスリンを投与したとします．その後血糖値は目標の値に入り安心……ではないですよね．スライディングスケールは高くなった血糖値を下げることはできても，その後の期待する管理ができるかというとそうではありません．夕食前の血糖値が高いということは，昼食前のインスリン量が不十分であったことを意味し，増やすべきは昼食前のインスリンです．責任インスリンは夕食前ではなく昼食前なのです．つまり，スライディングスケールは臭いものに蓋をしているようなものであり，極端な高血糖を回避するのには適しているかもしれませんが，これのみで望ましい血糖管理はできません [8]．漫然とスライディングスケールを使用していると，血糖の振れ幅が大きくなり，低血糖，高血糖どちらの頻度も増すことでしょう．

具体的な対応方法は？

　低血糖の際には迅速な対応が必要です．症候性か否かはもちろん大切ですが，たとえ症状がなくても血糖管理中の患者さんが低血糖を認めている場合には介入を行

JCOPY 498-14842

い再発を防止する必要があります.

　意識障害などを認め経口摂取が困難な場合には，点滴からブドウ糖を補い，経口摂取が可能な場合や食事など糖分を摂取してもらいます.救急外来などでは，ビタミン B_1 も投与することを推奨していますが，入院管理中の方では，ビタミンを含め普段から管理していますよね（していなきゃ困ります）!?

　どちらもその後の推移を確認することが重要です.一度血糖値が上昇し Whipple の３徴を満たしたとしても，その後低下することはインスリンの作用時間や持続時間を考えればわかりますよね.

　再発を防止するためには，原因検索が必須です.インスリンの投与量の問題であれば，責任インスリンの所在を特定し量を調整します.食事内容の問題であれば，患者さんの嗜好や食事形態などにも気を配る必要があります.

　入院患者さんの低血糖は多くの場合，きちんと対策をしていれば避けることができるはずです.安易な外来と同様の DO 処方，ルーティンのスライディングスケール指示などは避け，また万一低血糖を引き起こしてしまった場合には，血糖を補正するだけでなく原因検索と適切なフォローを怠らないように心がけましょう.

《参考文献》
1）日本糖尿病学会，編著.糖尿病治療ガイド 2022-2023.文光堂；2022.
2）Cardona S, Gomez PC, Vellanki P, et al. Clinical characteristics and outcomes of symptomatic and asymptomatic hypoglycemia in hospitalized patients with diabetes. BMJ Open Diabetes Res Care. 2018; 6: e000607.
3）Whipple AO. The surgical therapy of hyperinsulinism. J Int Chir. 1938; 3: 237.
4）日本医療安全調査機構医療事故調査・支援センター.医療事故の再発防止に向けた提言 第 15 号.薬剤の誤投与に係る死亡事例の分析.2022 年 1 月.
5）van den Berghe G, Wouters P, Weekers F, et al. Intensive insulin therapy in critically ill patients. N Engl J Med. 2001; 345: 1359-67.
6）NICE-SUGAR Study Investigators; Finfer S, et al. Intensive versus conventional glucose control in critically ill patients. N Engl J Med. 2009; 360: 1283-97.
7）Qaseem A, Humphrey LL, Chou R, et al. Use of intensive insulin therapy for the management of glycemic control in hospitalized patients: a clinical practice guideline from the American College of Physicians. Ann Intern Med. 2011; 154: 260-7.
8）American Diabetes Association. Diabetes care in the hospital: standards of medical care in diabetes-2018. Diabetes Care. 2018; 41(Suppl 1): S144-51.

SURVIVAL

41

病棟で急変が起きたらまずどうする？

研修医の回答

若山将士

　病棟から，「患者さんが急変しました」と言われることはこの先少なからず訪れるだろう．そんな緊急事態のときにはどうすればよいか．

　まずは慌てず焦らないことが重要である．急変したと言われて焦らないほうが難しいが，焦ると頭が真っ白になり動けなくなってしまうので冷静に，かつ急いで患者さんをみにいこう．また，急変した患者さんを一人で対応できる研修医はほんの一握りのいわゆる「デキレジ」だけである．自信がない場合や不安な場合は患者さんのもとへ向かいつつ，迷わず上級医や他の研修医を呼ぼう．さらに，病院には救急コールや Rapid Response System（RRS: 院内迅速システム）があるので，日中であればそれを呼ぶことも大切だ．急変対応時に人員が多くて困ることはない．積極的に人を集めよう．

　患者さんのベッドサイドに着いたら，まずは基本に忠実に．バイタルサインを確認して，ABCD（A: airway 気道，B: Breathing 呼吸，C: Circulation 循環，D: Dysfunction of CNS 中枢神経系の機能障害）の評価，改善からである．ABCD が崩れないよう対応すれば，急変の原因も見えてくるであろうし，患者さんの容態の悪化は防げるはずである．

　また，患者さんの背景（現在の治療や既往歴など）についてカルテを見たり看護師さんに聞いて把握しよう．背景の情報が急変の原因のヒントになることは多いので，できることならカルテを遡って情報を収集し，患者さんの対応で手が離せなければ，受け持ちの看護師さんに背景疾患や急変前の状態を聞いてみよう．

JCOPY 498-14842

● 上級医のコメント 　　　　　國谷有里，本間洋輔

　実践に即したよい判断だと思います．「患者さんが急変した！」と言われるとつい
つい慌ててしまいますよね．でも，先生の言う通り，動揺により判断力を鈍らせて
しまうことにもなってしまうので，まずは落ち着きましょう．その上で，急いで患
者さんのもとに向かい情報を集め，自分の手に負えないと思ったらすぐに他の人の
手を借りることです．上級医が手術や外来中でこられない場合は，他の上級医や救
急コール，RRS コールに連絡するでもよいでしょう．逆に，一人で抱え込み患者さ
んをリスクに晒すことを避けるべきです．

　つけ加えると，事前に急変時の想定をしておくとよいですね．想定していたトラ
ブルであれば比較的落ち着いて対応することが可能です．一般的な急変対応につい
ては，それをテーマにした書籍で自習したり，心肺蘇生や気道管理，内科急変につ
いてのシミュレーションコースなどを受講したりするのもおすすめです．また，受
け持ち患者さんについては，その人にどのような急変リスクがあるかを想定し，急
変時にどう対応するかを具体的にシミュレーションしておいたりすることもよいト
レーニングになります．例えば，糖尿病でインスリン投与中の患者さんの意識障害
でコールされたら何をどのような順番で調べるか？　検索の結果，低血糖がみつか
ったら，どの薬剤をどういった経路でどれくらいの量を投与するか？　投与後にど
のように効果判定し，その後どのようなフォローをするか……など．教科書で読む
だけだと薬剤名が一般名だったり，院内で採用されていない薬剤が載っていて実は
オーダーできない場合があったりするので，自分の働く病院ではどのようにオーダ
ーをすればよいか，オーダー時にはどの部署に連絡が必要か，なども確認しておき
ましょう．

　急変時の対応は上記の通り，ABCD の評価をまず行います．急変を察知してくれ
た医療スタッフがおそらくいるでしょうから，どのような異常があるのかを聴取し
ながら，バイタルサインのチェックを行いましょう．バイタルサインが測定できな
いケースにもたびたび出くわしますが，そのような場合に「計測機器の異常か？」
と考えるよりも「計測できないくらい低い（あるいは高い）のでは？」と考えて次
の行動をとりましょう．例えば，血圧が測定できない場合に頸動脈は触知するかど
うかを確認しつつ，触知しないのであれば心停止，触知するならばショックとして
の対応を行う，SpO_2 が測定できない場合に低酸素として酸素投与の準備をしつつ，

血液ガスの採取をして酸素化の評価を行う，などです．

　さて，ABCD の評価を行い，心停止であると認識した場合は，人を集め，救急カート，除細動器など必要物品を準備します．人を集める際，もし可能であれば院内急変コールを用いて最初に多くの人員を集めましょう．重症・心停止の場合，患者さんへの蘇生対応に並行して検査・治療オーダー，病歴の聴取，蘇生行為への意思確認，家族への連絡などさまざまなことを一度に進める必要があり，人手が必要です．また，人の出入りや物品の搬入のため，適切な場所に移動することも必要になります．

　人を集めた際に，非常に重要なことは「指揮系統の明確化」[1] です．救急外来やICU，手術室などではそもそも心停止の対応に慣れたメンバー，物品などがそろっていますが，一般病棟では必ずしもそうではなく，混乱しがちです．しかし，院内心停止が起こる約半数は一般病棟で起こるという報告もあるのです [2]．状況による混乱を助長しないように「誰がリーダーか」「どの人が何をするか」を明確にすることが必要です．心肺蘇生の講習を受けたことがある方は思い当たると思いますが，講習時にチームで心肺蘇生に当たる場合，“リーダー”，“呼吸管理”，“胸骨圧迫”，“情報聴取”，“薬剤管理”，“タイムキーパー”，“記録”など担当が割り振られています．それぞれのやるべきことが明確になっているので落ち着いて自身の担当業務を遂行することができ，いくつかシミュレーションを経験するうちに余裕が出て周囲が見渡せ，他のメンバーの業務の補助ができる，といった経験がある人も多いのではないでしょうか．

　先生がリーダーになると仮定して，まずは人を集めてメンバーに役割を振り分け，適切に BLS（basic life support：一次救命処置）を行いましょう．チームをまとめ，その質を保つよう支援し，リーダーを中心に情報が集約され，メンバーと現状や今後のアクションが共有されるように注意します [3]．逆にしないように注意すべきことは，不明瞭な指示を出す，情報を開示しない，感情的になりチームコミュニケーションを阻害すること，などです．

　BLS を実施すると同時に，ALS（advanced life support：二次救命処置）で原因検索・治療を進めていきます．患者さんの病歴や血液検査，超音波検査，心電図検査などの所見から，心停止となる原疾患（いわゆる 5H5T）がないか検索を行い，蘇生可能かどうか，ECPR（extracorporeal cardiopulmonary resuscitation：体外循環式心肺蘇生）などさらに高度な蘇生が必要かどうか，の判断を行います（現実には，この際に初期研修医の単独の判断に委ねられることはあまりないでしょうが，この判断に必要な検査を行い，主治医や集中治療医，循環器内科医などに情報

JCOPY 498-14842

を引き継げるようにしておくとよいですね).

　病棟から急変で呼ばれるだけでも緊張するのに，蘇生や診断，治療についても考えなければいけないなんて……と尻込みするかもしれませんが，事前に準備しておけばできることが少しでも増えます．また，すべてを覚えていなければいけないわけではありません．蘇生アルゴリズムを印刷したラミネートカードを持ち歩いたり，いつも使っているハンドブックの中の心停止ページを確認したり，いざというときにどこを参考にすればよいか明確にしておくかだけでも心の持ちようが変わります．また，蘇生シミュレーションの際のチームビルディングやコミュニケーションのとり方は，実践でも役に立つのでぜひ参加してみてください．

　最初からすべて完璧にできる医師はいませんので気負うことなく，でも緊張感をもって，予習をしてみてはいかがでしょうか．

《参考文献》
1) Hunziker S, Johansson AC, Tschan F, et al. Teamwork and leadership in cardiopulmonary resuscitation. J Am Coll Cardiol. 2011; 57: 2381-8.
2) Benjamin EJ, Virani SS, Callaway CW, et al; American Heart Association Council on Epidemiology and Prevention Statistics Committee and Stroke Statistics Subcommittee. Heart disease and stroke statistics-2018 update: a report from the American Heart Association. Circulation. 2018; 137: e67-e492.
3) Fernandez Castelao E, Russo SG, Riethmüller M, et al. Effects of team coordination during cardiopulmonary resuscitation: a systematic review of the literature. J Crit Care. 2013; 28: 504-21.

索　引

■ た行

■ な行

■ は行

研修医サバイバルブック　　　　　　ⓒ

| 発　　行 | 2023 年 10 月 20 日　　1 版 1 刷 |

編著者　　久　村　正　樹

　　　　　堀　井　　　翼

発行者　　株式会社　　中外医学社

　　　　　代表取締役　青　木　　　滋

　　　　　〒 162-0805　東京都新宿区矢来町 62
　　　　　電　　話　　(03)3268-2701(代)
　　　　　振替口座　　00190-1-98814 番

印刷・製本/三和印刷（株）　　　＜MS・AK＞
ISBN978-4-498-14842-0　　　　　Printed in Japan